中国医学临床百家·病例精解

乳 腺 癌
病例精解

主 编／宋国红
副主编／范照青 王 涛 袁 芃

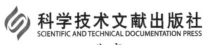
科学技术文献出版社
SCIENTIFIC AND TECHNICAL DOCUMENTATION PRESS
·北京·

图书在版编目（CIP）数据

乳腺癌病例精解/宋国红主编 . —北京：科学技术文献出版社，2020.5
ISBN 978-7-5189-6395-9

Ⅰ.①乳… Ⅱ.①宋… Ⅲ.①乳腺癌—病案 Ⅳ.①R737.9

中国版本图书馆 CIP 数据核字（2020）第 021279 号

乳腺癌病例精解

策划编辑：程 寒 责任编辑：帅莎莎 程 寒 责任校对：张永霞 责任出版：张志平

出 版 者	科学技术文献出版社	
地 址	北京市复兴路 15 号 邮编 100038	
编 务 部	（010）58882938，58882087（传真）	
发 行 部	（010）58882868，58882870（传真）	
邮 购 部	（010）58882873	
官 方 网 址	www.stdp.com.cn	
发 行 者	科学技术文献出版社发行 全国各地新华书店经销	
印 刷 者	北京虎彩文化传播有限公司	
版 次	2020 年 5 月第 1 版 2020 年 5 月第 1 次印刷	
开 本	787×1092 1/16	
字 数	198 千	
印 张	17	
书 号	ISBN 978-7-5189-6395-9	
定 价	98.00 元	

《乳腺癌病例精解》

编 委 会

主　　编　宋国红

副 主 编　（按姓氏拼音排序）

　　　　　范照青　王　涛　袁　芃

编　　委　（按姓氏拼音排序）

　　　　　曹　威　谷重山　郝晓鹏　姜晗昉　林　镯

　　　　　冉　然　汪　星　王　雪　王歆光　肖锦怡

　　　　　杨　飓　张会强　张如艳　郑启军　周金妹

　　　　　周怡君

序

在世界范围内，乳腺癌是女性发病率第一位的恶性肿瘤。自二十世纪九十年代起，部分国家的乳腺癌死亡率开始下降，主要原因是由于筛查早诊及治疗手段越来越多。

近年来，乳腺癌的研究进展突飞猛进，每次大型会议都有一些重要临床研究结果的报告，给临床医生一些新的选择，其中也包括我们中国医生的巨大贡献。有关乳腺癌诊治的各种专著及指南也是层出不穷，给临床医生创造了不断完善自我和不断进步的机会。

但是理论毕竟是理论，临床实践却更加复杂多变，既有疾病因素也有人文因素，如何理论联系实际，将规范化治疗及最新进展落实到具体病例治疗中才是最重要的，也是临床医生尤其是基层医生更想看到的。他们往往希望知道"大医院的大医生"是如何治病的。

由北京大学肿瘤医院乳腺内科的宋国红教授牵头编写的这本《乳腺癌病例精解》正是补充了这个空白，她组织收集了 40 个病例，分别来自于北京大学肿瘤医院、中国医学科学院肿瘤医院、解放军总医院第五医学中心（原 307 医院）三家著名医院，这些病例既包括经典病例，也包括疑难病例，汇集了许多专家丰富的临床诊治经验，相信会给广大临床一线医生带来裨益。

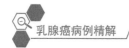

  很高兴为宋国红教授这本书作序。这些年来，宋教授等中青年一代逐渐成长，在乳腺癌领域发挥越来越重要的作用，成为临床和科研中坚力量。希望这本书的出版能够给广大医生，特别是青年医生和基层医生的临床实践带来帮助，同时祝愿中青年医生在乳腺癌领域取得更大成就！

绕河

2019 年 11 月 26 日

前　言

　　这些年来，经常参加各类规模不同的学术会议，领域内的最新进展当然是会议的亮点，但往往参会医生尤其是基层医生对会议过程中的病例讨论最感兴趣，听得最聚精会神，更有参与感，为什么？因为这些病例最接地气，更反映临床遇到的实际问题，也能将理论联系实践更直观地告诉大家这样的病应该怎么治，存在哪些问题，以后应该如何避免问题的发生。

　　正是基于这样的简单想法，有了编写一本精彩病例汇编的想法。更是机缘巧合，由我院胸外科张力建教授牵头与科学技术文献出版社合作拟出版系列肿瘤病例精解图书，很幸运的是，张教授和出版社一致同意由我来负责乳腺癌病例的编写，真的非常感谢！本人不过是一个从事乳腺肿瘤治疗二十余年，有些许经验的医生，没有惊天伟业，有的只是对临床工作认真的坚守，有的只是一颗对患者负责的心！

　　能作为主编组织编写乳腺癌病例精解，是我的荣幸。那么病例由何而来呢？说实话，这个真的不愁，我院乳腺癌患者病例数量非常多，不管是外科的早期病例还是内科的晚期病例，从简单的到复杂的，从常见的到疑难的，应有尽有。但是这些还是不够的，我院的病例只能代表一家医院的特点，北京还有中国医学科学院肿瘤医院、解放军总医院第五医学中心（原307医院）这些乳腺癌治疗全国知名的医院，他们的病例当然不能少。因此我找到了袁芃教授、王涛教授，立刻得到了两位教授的积极响应，贡献了他们有代表性的病例，使本册病例精解更加丰富多彩，能基

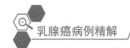

本反映出北京几家大医院的乳腺癌治疗概况，反映出大家的水平。非常感谢袁芃教授、王涛教授及我院范照青教授的大力支持，也非常感谢所有参与病例编写的医生们。当然这些病例也并不是完美的，因为现实本就不完美，其中除了有教科书式的标准治疗，也有新药、新方法的应用，但同时也有治疗的失败与教训。希望大家用客观的眼光去学习与借鉴这些病例。

每一个病例都像一本精彩的小说，故事情节跌宕起伏，希望大家在看这本书时轻松一些，不要太累！

任何疾病的治疗都是随着时代技术的变迁而进步，乳腺癌的治疗进展更是日新月异，也许若干年后这些病例的治疗理念已经落伍了，但至少是我们曾经的时代记忆！

宋国红

2019 年 11 月 11 日

目　录

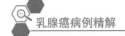

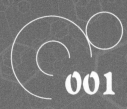

001
HER2 阳性曲妥珠单抗耐药一例

病历摘要

患者女性，60 岁，2013 年 5 月 20 日行左乳腺癌改良根治术，2015 年 8 月发现肺转移。

患者 2013 年 5 月发现左侧乳腺肿物，于外院就诊，完善检查考虑乳腺癌，完善腹部超声及胸片未见远处转移。于 2013 年 5 月 20 日行左乳腺癌改良根治术，术后病理：左侧乳腺浸润性导管癌，肿瘤大小 3.5 cm×2.0 cm×2.0 cm，组织学评分 3+3+2=8 分，低分化，可见脉管癌栓，未见明确神经侵犯，乳头、乳晕及基底均未见癌，腋窝淋巴结转移 11/31。免疫组化：雌激素受体（estrogen receptor, ER）（10% 弱+），孕激素受体（progesterone receptor, PR）（-），人表皮生长因子受体 2（human epidermal growth factor receptor 2,

1

HER2)（3＋），Ki-67（40％＋）。病理分期 pT2N3M0 Ⅲc 期，辅助化疗：2013 年 5 月 27 日至 2013 年 12 月行 EC（EPI 130 mg，CTX 0.95 g）序贯紫杉类联合曲妥珠单抗共 8 个周期。辅助曲妥珠单抗 1 年（2013 年 8 月 25 日至 2014 年 9 月 27 日，共 14 个周期）。辅助放疗：化疗结束后行左侧胸壁及左侧锁骨上放疗 25 次。辅助内分泌：2014 年 1 月 6 日始行阿那曲唑内分泌治疗至 2015 年 9 月。复发转移：2015 年 8 月 25 日因咳嗽、气短行胸部 CT 示①两肺门及纵隔多发肿大淋巴结，双肺多发转移，考虑结节病可能性大，应鉴别淋巴瘤、肺内感染等；②双侧胸腔积液。转移灶活检：2015 年 9 月 9 日行 B 超引导下经气管镜纵隔淋巴结穿刺活检术。术后病理，2015 年 9 月 23 日我院病理会诊符合乳腺癌转移，ER（弱 5％＋），PR（－），HER2（3＋），GATA3（3＋），GCDFP-15（＋），TTF1（－）。2015 年 10 月入我院，再分期检查：胸 CT（图 1－1）示纵隔及双肺门、双侧锁骨上区多发肿大淋巴结，考虑转移，双肺弥漫性病变，考虑转移（癌性淋巴管炎可能），腹部 CT 示多发肝转移，骨扫描示多发骨转移（胸骨柄、右侧第 6 前肋、T10、L2、L5 骨盐代谢旺盛灶）。头颅 MRI 未见明显异常。血气分析提示 Ⅰ型呼吸衰竭，给予吸氧、止咳、祛痰、抗感染、甲强龙、纠正离子紊乱等对症治疗后略好转。

2015 年 10 月 15 日入组马来酸吡咯替尼片联合卡培他滨对比拉帕替尼联合卡培他滨治疗 HER2 表达阳性转移性乳腺癌临床试验。2015 年 10 月 23 日随机至试验组。一线治疗：2015 年 10 月 23 日至 2017 年 5 月 31 日口服马来酸吡咯替尼片及卡培他滨，马来酸吡咯替尼片：400 mg qd，卡培他滨：1000 mg/m²，1650 mg bid，d1～d14 q21d。共完成 28 个周期治疗，2 个周期后临床症状缓解，评效部分缓解（partial remission，PR）（图 1－2），此后每 2 个周期评效

笔记

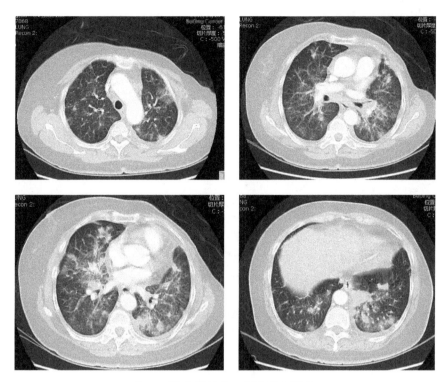

注：双肺弥漫转移，癌性淋巴管炎

图 1-1　首次转移 2015 年 10 月 10 日胸 CT

PR，28 个周期评效疾病进展（progressive disease，PD）出组（发现新病灶，胸水，右肺底结节）（图 1-3）。不良反应：手足综合征Ⅰ级，腹泻Ⅰ级，后自行好转。患者拒绝拉帕替尼治疗，二线治疗：2017 年 6 月 1 日开始口服依西美坦 4 个月，新发右肺门淋巴结转移 PD。三线治疗：2017 年 9 月 28 日至 2017 年 10 月 24 日口服长春瑞滨（盖诺）+ 曲妥珠单抗治疗 3 个周期，2017 年 11 月复查 PD：胸 CT 示双肺多发模糊结节较前增多、增大，考虑转移，追查。右肺实变灶较前新发，考虑支气管狭窄后阻塞性炎症，追查。纵隔及右肺门淋巴结部分增大，倾向转移。四线治疗：2017 年 11 月 27 日行拉帕替尼 + 吉西他滨方案治疗，C2D 1 个周期后双肺多发模糊结节较前缩小、减少；右肺实变灶较前基本吸收，考虑炎症好转。患者拒绝继续静脉化疗，2018 年 1 月 11 日改为拉帕替尼＋卡培他滨口服治疗，2018 年 12 月复查（图 1 - 4）双肺散在模糊结节影增多，追查；心包积液同前。五线治疗：2018 年 12 月更换为吡咯替尼＋卡培他滨治疗。

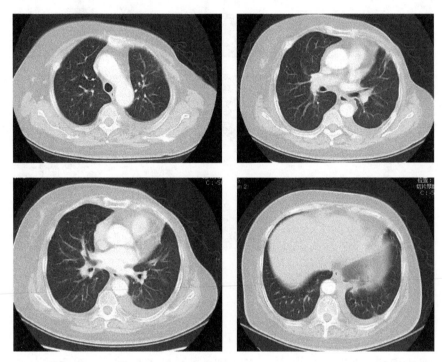

注：双肺多发模糊斑片影大部吸收好转，支气管血管束增粗基本消失。双肺内另可见弥漫多发小结节及斑片影吸收好转

图 1 - 2　2015 年 11 月 30 日胸 CT

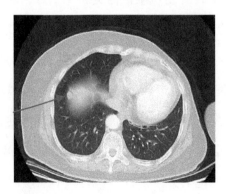

图 1 - 3　2017 年 5 月胸 CT

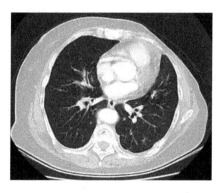

图1-4　2018年12月13日胸CT

病例分析

　　患者60岁女性，复发转移性乳腺浸润性导管癌，原发灶及转移灶均为ER弱阳性、HER2阳性。辅助治疗：EC + TH 8个周期，辅助放疗，曲妥珠单抗靶向治疗1年，阿那曲唑辅助内分泌治疗1年8个月，曲妥珠单抗停药10个月，紫杉醇停药1年9个月出现复发，无病生存期（disease free survival，DFS）2年4个月；转移部位为双肺弥漫转移，癌性淋巴管炎，肝、骨、肺门、纵隔、腹膜后淋巴结转移，伴有咳嗽、喘憋、Ⅰ型呼吸衰竭；根据临床研究及国内外乳腺癌指南定义，患者在辅助曲妥珠单抗治疗期间或结束1年内出现复发转移，属于曲妥珠单抗原发耐药人群，治疗应遵循晚期二线抗HER2治疗；根据美国国家综合癌症网络（National Comprehensive Cancer Network，NCCN）、晚期乳腺癌国际共识会议（Advanced Breast Cancer International Consensus Conference，ABC）指南应首选T - DM1治疗，根据中国抗癌协会乳腺癌诊疗指南，因T - DM1目前在国内无法获得，国内患者标准二线抗HER2治疗为拉帕替尼 + 卡培他滨，或继续应用曲妥珠单抗联合其他化疗药物；

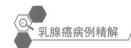
因考虑患者为曲妥珠单抗原发耐药，建议患者应用拉帕替尼联合卡培他滨，同时 NCCN 指南鼓励晚期肿瘤患者积极参与临床研究，以获得最佳治疗的机会；患者病情符合吡咯替尼联合卡培他滨对比拉帕替尼联合卡培他滨治疗 HER2 表达阳性转移性乳腺癌临床试验，入组临床试验；应用吡咯替尼联合卡培他滨 2 个周期后肺内病灶明显好转，多数病灶吸收、消失，肝转移缩小，减少，达到 PR，呼吸功能显著改善，尽管后期因新发肺转移结节出组，依然获得了长达 19 个月的无进展生存期（progression - free survival，PFS），并在病情达到部分缓解之后至今的 3 年多的时间里获得了良好的生活质量。吡咯替尼Ⅱ期临床研究显示，吡咯替尼联合卡培他滨较拉帕替尼联合卡培他滨显著提高一线及二线 HER2 阳性 MBC 的客观缓解率（objective response rate，ORR）（78.5% *vs.* 57.1%）及 PFS（18.1 个月 *vs.* 7.0 个月），并且仅凭此项Ⅱ期临床研究期间在 2017 年被国家食品药品监督管理总局（China Food and Drug Administration，CFDA）列入优先审评，2018 年 7 月于国内上市。

曲妥珠单抗进展后应用拉帕替尼 + 卡培他滨或继续应用曲妥珠单抗 + 其他化疗，两者哪种更优尚无定论，仅有一些小样本的前瞻性或回顾性研究，部分研究显示，针对曲妥珠单抗原发耐药的患者拉帕替尼优于继续应用曲妥珠单抗，可能与曲妥珠单抗耐药机制有关；本例患者在出组吡咯替尼临床试验后应用长春瑞滨 + 曲妥珠单抗 3 个周期即出现 PD，而在后期应用拉帕替尼 + 卡培他滨至今已获得了 10 个月的 PFS，也证实了这一点。

病例点评

本例复发转移者属于曲妥珠单抗原发耐药，转移病灶主要为肺转移、肝转移且伴有Ⅰ型呼吸衰竭，应该属于内脏危象，给予了积极的抗HER2靶向治疗小分子酪氨酸酶抑制剂联合化疗，获得明显缓解，生活质量显著提高，至今已生存3年余。由此病例得到的两点启示：①内脏危象患者且一般状况较差，化疗耐受性较差，但如果不进行积极治疗，有可能危及生命，此时应全面评价，权衡利弊，尤其对于一线治疗的患者更应该相对积极地治疗，要做到胆大心细；②该患者入组临床研究治疗28个周期后发现新病灶右肺底结节及少量胸水，但其他病灶包括肝转移都保持缩小及稳定，此时判读为疾病进展有待商榷，新发右肺底结节是否为转移灶不确定。而且从后续的治疗过程中看到，患者再次应用类似的治疗方案拉帕替尼联合卡培他滨仍然能长期获益，间接说明当时出组时不一定是进展PD，今后在临床实践中对于一个有效的方案应持续应用，不要轻易换方案。对于HER2阳性的晚期患者应持续的抗HER2靶向治疗联合化疗，如果同时受体阳性，若不能耐受长期的化疗，也可采用靶向联合内分泌治疗维持。

病例来源：北京大学肿瘤医院

病例整理及分析：张如艳

点评专家：宋国红

002
HER2 阳性转移性乳腺癌，
持续抗 HER2 获益一例

病历摘要

患者女性，58 岁，2010 年 3 月 15 日行乳腺癌改良根治术，2013 年 6 月（图 2-1）发现肝转移。

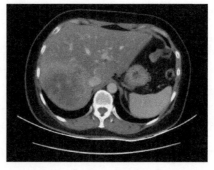

注：肝脏多发结节肿块，较大约 95 mm × 80 mm

图 2-1　2013 年 6 月 30 日基线腹部 CT

患者2010年3月发现右乳腺内下象限1肿物，3 cm，质硬，于2010年3月15日行右乳癌改良根治术，病理：浸润性导管癌Ⅲ级，脉管癌栓阳性，腋窝淋巴结转移0/8。免疫组化：ER阴性、PR阴性、HER2（3＋），Ki-67（＋，10%～20%）。辅助化疗：TC方案化疗4个周期：TXT 120 mg d1，CTX 1 g d1。2011年9月2日至2012年8月1日行赫赛汀治疗。辅助内分泌：TAM 10 mg bid至2013年6月。2013年6月就诊于我院，复查腹部超声：肝内多发占位，最大8.3 cm×8.2 cm×6.3 cm，不除外转移，肝脏超声造影示肝右后叶病灶并肝内多发子灶，考虑M，病灶总范围8.0 cm×5.8 cm，其病灶周围可见多发异常子灶（4～5个），最大约1.6 cm。2013年6月9日行PET/CT示肝右叶高代谢肿块，8.4 cm×7.5 cm，考虑为恶性。肝S4段高代谢结节及S3可疑高代谢结节，考虑为转移。患者入组MO28047临床试验，2013年7月16日始行一线紫杉醇＋曲妥珠单抗＋帕妥珠单抗方案治疗9个周期，具体：紫杉醇(紫素)175 mg/m²，270 mg，d2，q21d，帕妥珠单抗420 mg，d1，q21d，首剂840 mg，曲妥珠单抗(赫赛汀)6 mg/kg，363 mg d2，q21d，首剂8 mg/kg，484 mg。3个周期评效PR（图2－2），6个周期、9个周期后评效维持PR。2014年1月21日至2014年3月4日开始行第10～12个周期双靶维持治疗，12个周期后评效示维持PR（图2－3），考虑分子靶向药物联合化疗药物效果更佳，可尝试间断化疗维持，于2014年4月15日、2014年5月6日行第14、第15个周期双靶＋紫杉醇方案化疗，15个周期评效维持PR。2015年2月5日至2015年11月26日行第16～41个周期双靶向治疗，每3个周期复查评效维持PR（肝转移灶同前，较基线缩小54.7%，图2－4），42个周期评效PD（图2－5），2015年12月18日至2016年5月行二线表柔比星＋环磷酰胺方案化疗6个周期，具体用药：表柔比星90 mg/m²，70 mg d1、80 mg d2，环

笔记

磷酰胺 600 mg/m²，1000 mg d1，期间评效缩小的疾病稳定（stable disease，SD）。2016 年 5 月 16 日改为卡培他滨二线维持治疗 6 个周期，具体：卡培他滨 1.5 g bid，d1～d14，q21d，2016 年 11 月复查评效 PD（图 2-6），患者入组 MO28231 临床试验，于 2016 年 12 月 1 日开始至今行三线 T-DM1 治疗 44 个周期，具体：T-DM1 3.6 mg/kg，237.6 mg，q21d。4 个周期评效 PR（肝转移缩小 35.6%）（图 2-7），8 个周期评效肝转移较前继续缩小，较基线缩小 54.2%，综合评效 PR。之后每 4 个周期评效维持 PR（肝转移灶同前，至今）（图 2-8，图 2-9），接近 CR，后因不良反应将每次治疗延迟，末次治疗时间 2019 年 8 月 28 日。不良反应胆红素升高 1 级，血小板下降 2 级，疲劳 1 级，鼻出血 1～2 级，关节僵硬 1 级，手足麻木 1 级。

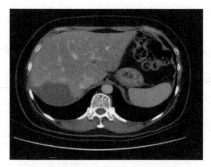

注：3 个周期紫杉醇 + 曲妥珠单抗 + 帕妥珠单抗后，肝脏多发结节肿块明显缩小，实性成分减少，环周强化较前减弱，较大者现约 71 mm×42 mm

图 2-2　2013 年 9 月 16 日腹部 CT

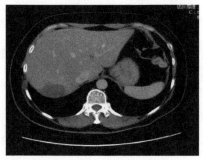

注：12 个周期紫杉醇 + 曲妥珠单抗 + 帕妥珠单抗后，肝右叶低强化肿块较前略缩小，现约 43 mm×28 mm

图 2-3　2014 年 3 月 21 日腹部 CT

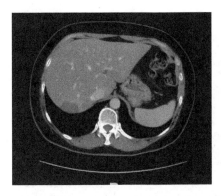
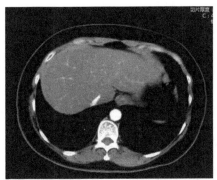

图 2-4　2015 年 8 月 11 日腹部 CT，36 个周期后评效维持 PR

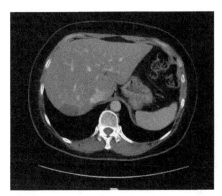
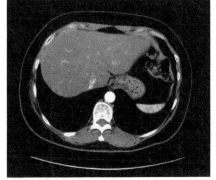

注：S7 结节增大倾向转移，原约 8 mm，现约 18 mm

图 2-5　2015 年 12 月 15 日腹部 CT

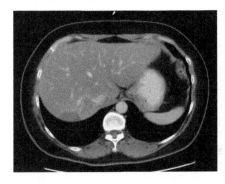
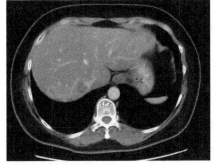

注：肝右叶低密度灶大致同前，S8 被膜下多发环形强化占位部分增大，较大原约 24 mm×24 mm，现约 39 mm×35 mm，考虑转移

图 2-6　2016 年 11 月 9 日腹部 CT，T-DM1 治疗前

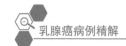
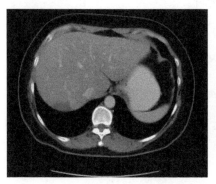
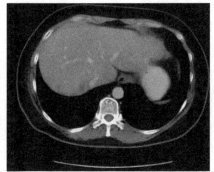

注：肝 S8 被膜下转移灶较前缩小，原约 39 mm × 35 mm，现较大约 20 mm ×
19 mm

图 2 - 7　2017 年 2 月 21 日腹部 CT，4 个周期 T - DM1 治疗后

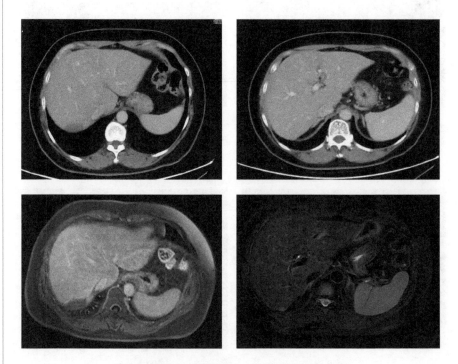

注：因增强 CT 不能耐受，以后改为增强 MRI

图 2 - 8　2018 年 1 月腹部 CT 及 MRI

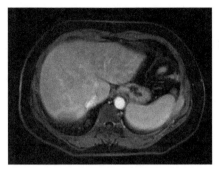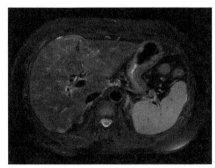

图 2 - 9　2019 年 6 月腹部 MRI

病例分析

　　此患者为 1 例 HER2 阳性转移性乳腺癌，2010 年 3 月 15 日右乳癌改良根治术，pT1N0M0，ER（ - ），PR（ - ），HER2（3 + ），术后 TCH 4 个周期，曲妥珠单抗 1 年，停药 10 个月后肝转移，一线入组帕妥珠单抗 + 曲妥珠单抗 + 紫杉醇，PFS 28 个月，最佳评效 PR。二线化疗 9 月余 PD，最佳疗效 SD。三线入组 T - DM1 至今 29 个月仍在治疗中，评效接近 CR。

　　CLEOPATRA 研究比较了帕妥珠单抗联合曲妥珠单抗联合多西他赛，对比曲妥珠单抗联合多西他赛治疗复发一线 HER2 阳性转移性乳腺癌，中位 PFS 18.7 个月 *vs.* 12.4 个月，中位总生存期（overall survival，OS）56 个月 *vs.* 41 个月，奠定了其一线抗 HER2 治疗的绝对地位。EMLIA 研究显示 T - DM1，较拉帕替尼联合卡培他滨治疗曲妥珠单抗失败的 HER2 阳性转移性乳腺癌显著延长 PFS（9.6 个月 *vs.* 6.4 个月）和 OS（30.9 个月 *vs.* 25.1 个月），这项研究使 T - DM1 代替拉帕替尼 + 卡培他滨成为二线抗 HER2 治疗的新标准。不仅如此，在 TH3RESA 研究中，T - DM1 在既往多线抗 HER2 治疗后的患者较医生选择的方案亦显著延长了 PFS（6.2 个月 *vs.* 3.3 个月）和 OS（14.9 个月 *vs.* 未报道，$P = 0.003$）。按照指南及临床研究中定义，患者辅助赫赛汀停药不足 12 个月即出现复发转移，为赫赛汀原发耐药，治疗时应遵循二线抗 HER2 治疗，当时适逢帕妥珠单抗联合曲妥珠单抗联合紫杉醇国际多中心临床研究正在开展，在符合入排的条件下，患者入组临床研究，仍取得了非常好的效果，PFS 长达 28 个月，远超出了研究中 18.7 个月的中位 PFS。二线患者因经济原因未接受拉帕替尼治疗，接受蒽环序贯卡培他滨治疗共 9 月余 PD 后，三线 T - DM1 仍达到了接近 CR 的效果，并持续 32 个月至今仍未进展，仍在治疗中。

病例点评

本例患者的治疗效果实在令人震撼，对于一个受体阴性 HER2 阳性的患者通过入组临床研究接受了最先进的治疗，得到了非常满意的结果，一个多发肝转移的患者至今已生存 6 年之久，而且生活质量良好，为此鼓励患者加入临床研究。患者辅助赫赛汀停药不足 12 个月即出现复发转移，为赫赛汀原发耐药，但患者仍从帕妥珠单抗联合曲妥珠单抗联合紫杉醇方案获得了显著疗效，说明帕妥珠单抗联合曲妥珠单抗可能会纠正曲妥珠单抗的耐药，再次发挥靶向治疗及抗体依赖的细胞介导的细胞毒性作用（antibody - dependent cell - mediated cytotoxicity，ADCC）。另外，从这个患者身上还看到持续抗 HER2 靶向治疗的重要性，在疾病得到很好的控制后治疗要持续，若化疗反应重，可单独保留靶向治疗维持。此患者存在的缺陷是没有对转移灶进行再次活检，但从后续对抗 HER2 靶向治疗的敏感性看，仍然间接证明是一个 HER2 过表达的患者。

病例来源：北京大学肿瘤医院

病例整理及分析：张如艳

点评专家：宋国红

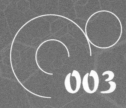

003
晚期受体阳性乳腺癌长期
获益于内分泌治疗一例

病历摘要

患者女性，74岁，1995年12月行右乳腺癌根治术，2004年行右胸壁转移癌切除术，2014年2月行右腹壁转移癌切除术，2015年12月发现肝转移。

患者1995年发现右乳肿物，就诊北京大学第一医院考虑右乳腺癌，1995年12月行右乳腺癌根治术，术后病理不详。辅助化疗：术后CMF方案（环磷酰胺＋甲氨蝶呤＋氟尿嘧啶）（剂量及周期不详）。辅助放疗：无。辅助内分泌：口服三苯氧胺5年。定期复查稳定，第一次局部复发，2004年复查发现右胸壁直径约1 cm类圆形肿物，行肿物切除病理提示：（右胸壁）真皮纤维及皮下脂肪中见癌浸润，符合局部复发，免疫组化：ER（3＋），PR（3＋）。第

笔记

一次复发术后辅助 CEF 方案化疗 2 个周期（具体药物及剂量不详），化疗后局部放疗（具体不详）。第一次复发术后内分泌口服阿那曲唑 5 年。第一次远处转移 2014 年 2 月发现左锁骨上及右腹壁直径约 1 cm 肿物，行肿物切除术，病理：（腹壁）皮下纤维脂肪组织中可见肿瘤细胞浸润性生长，细胞重度异型，结合病史及免疫组化，符合乳腺癌转移，呈浸润性导管癌。（左颈部淋巴结）其内可见癌浸润，符合乳腺癌转移。免疫组化：ER 90% 强阳性，PGR 80% 强阳性，HER2（＋），CK5/6（－），P53（－），CK7（－），Ki-67 25%。我院病理会诊：（胸壁及左侧淋巴结）均可见乳腺浸润性导管癌转移，组织学分级：2 级，AR（50% 中等＋）。胸部 CT 提示胸腔积液。2014 年 3 月我院 PET/CT 提示右侧大量胸腔积液、胸膜转移可能，双侧肾上腺代谢增高，倾向转移，多发骨转移（右下颌骨、左肱骨、左锁骨、双肩胛骨、脊柱、肋骨、胸骨、骨盆、双股骨）。一线化疗：2014 年 3 月 28 日开始一线紫杉醇化疗 4 个周期，具体：紫杉醇 80 mg/m²，120 mg，d1、d8，q21d。同时引流右侧胸腔积液。2014 年 4 月 14 日行胸腔顺铂灌注化疗。3 个周期评效 SD，一线内分泌维持：4 个周期治疗后改为依西美坦内分泌治疗。2014 年 6 月、2014 年 10 月行细胞免疫治疗。2015 年 12 月复查（图 3-1）发现肝脏新发转移（11 mm×11 mm，8 mm×6 mm），二线内分泌 2016 年 1 月 5 日开始氟维司群内分泌治疗共 33 个周期，具体：氟维司群 500 mg，d1，q28d，首次 500 mg，d1、d15，q28d。2017 年 9 月 3 日新发结节（图 3-2），继续用药，末次治疗时间 2018 年 7 月 4 日。2018 年 7 月 19 日腹部 MRI（图 3-3）：肝多发转移较前增多、增大（12 mm×10 mm→28 mm×24 mm），多发骨转移部分同前，部分范围增大。2018 年 7 月 20 日胸部 CT 基本同前。综合评效 PD。三线内分泌 2018 年 8 月 3 日开始依维莫司联合来曲唑治疗，具体：依维莫司 5 mg qd，来曲唑 2.5 mg qd，因口腔黏膜炎停用依维莫司。2018 年 9 月评效 SD（图 3-4）。三线内分泌 2018 年 9 月 30 日开始 palbociclib + 来曲唑治疗，具体 palbociclib 125 mg qd，来曲唑 2.5 mg qd。C1 周期后因粒细胞下降 3 级，C2 周期 palbociclib 改为 100 mg qd 至今，粒细胞下降 2 级，期间评效 SD（图 3-5，图 3-6）。

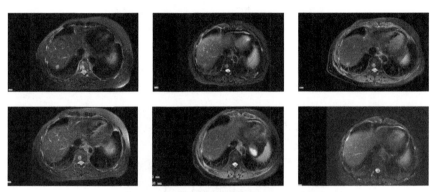

注：2016 年 1 月 5 日开始氟维司群每 3~4 个月评效 SD

图 3-1　2015 年 12 月 30 日氟维斯群治疗前 MRI：肝脏 S7、S6/7 转移

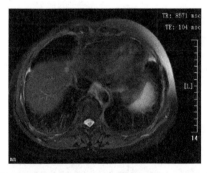

图 3-2　2017 年 9 月 3 日新发 7 mm×6 mm 结节

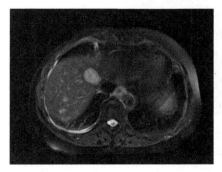
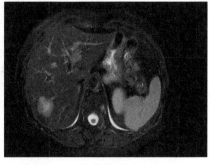

图 3-3　2018 年 7 月 19 日腹部 MRI：肝多发转移 PD

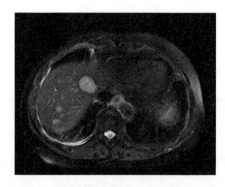

图 3-4　2018 年 9 月 27 日依维莫司 +
来曲唑治疗 3 个月，肝脏病灶 SD

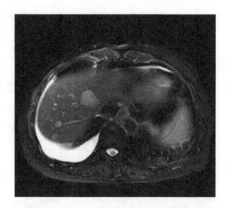

图 3-5　2018 年 11 月 28 日 palbociclib +
来曲唑治疗，肝脏病灶 SD

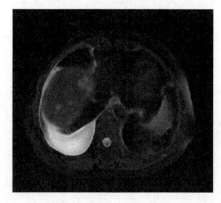

图 3-6　2019 年 4 月 9 日 palbociclib +
来曲唑治疗，肝脏病灶 SD

病例分析

患者 74 岁女性，ER（＋）/HER2（－）复发转移性乳腺癌，初诊时为绝经前，1995 年行右乳腺癌根治术，CMF 辅助化疗，TAM 5 年，DFS1 ＝ 9 年，2004 年右胸壁复发，行胸壁肿物切除术，ER/PR（3 ＋），术后 CEF ×2，放疗，阿那曲唑 5 年，DFS ＝ 10 年，2014 年腹壁、骨、肾上腺 M，胸水，腹壁转移灶 ER/PR 强阳、HER2 阴性。一线紫杉醇化疗（顺铂胸腔），一线依西美坦内分泌维持 18 个月新发肝转移 PD，最佳疗效 SD，二线氟维司群治疗 20 个月，新发肝小转移灶，继续治疗至 26 个月肝转移灶增多、增大 PD，三线 pabociclib ＋ 来曲唑治疗。根据 ABC 指南共识对内分泌耐药的定义，早期乳腺癌术后辅助内分泌治疗 2 年内复发者为原发内分泌耐药，辅助内分泌 2 年以上、结束 1 年内复发转移的患者为内分泌继发耐药，辅助内分泌治疗结束 1 年后复发的患者认为内分泌敏感。患者第一次胸壁复发与第二次胸壁根治切除术后第二次远处转移，分别于他莫昔芬和阿那曲唑停药 4 年和 5 年后，为内分泌敏感人群。NCCN、ABC 及中国抗癌协会乳腺癌诊疗指南推荐，HR 阳性 HER2 阴性转移性乳腺癌首选内分泌治疗，除非患者存在内脏危象或有症状内脏转移需要快速缓解病情，或存在内分泌耐药证据时可首选化疗，根据临床研究中一线单药内分泌治疗的疗效，中位 PFS 他莫昔芬为 5.6 ～ 8.3 个月，芳香化酶抑制剂（aromatase inhibitor，AI）为 6 ～ 13 个月，氟维斯群单药在既往未应用过内分泌治疗的转移性乳腺癌中 mPFS 为 16.6 个月。AI 联合 CDK4/6 抑制剂在一线治疗中较单药 AI 显著改善 PFS，在 PALOMA-2、MONALEESA-2、MONARCH-3 中联合组的 PFS 达到 25 个月左右，

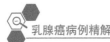
较单药组延长了 10 个月，在 NCCN 指南中已做为 HR 阳性 HER2 阴性 MBC 的一线推荐。复发二线单药内分泌治疗在研究中的数据都差强人意，AI 在二线治疗中 PFS 3 ~ 4 个月，CONFIRM 研究中氟维司群 500 mg 达到 6.5 个月的中位 PFS，更好的疗效来自于 AI 或氟维司群联合靶向药物 CDK4/6 抑制剂或哺乳动物雷帕霉素靶蛋白（mammalian target of rapamycin，mTOR）通路抑制剂，BOLERO-2 研究依维莫司联合依西美坦在二线中 PFS 为 7.8 个月，PALOMA-3 研究包含了一部分接受一线化疗的患者，pabocilicib 联合氟维司群组 PFS 为 9.2 个月，MONARCH-2 研究不包含化疗的患者 abemaciclib 联合氟维司群达到 16.4 个月的中位 PFS。本例患者从辅助内分泌时应用他莫昔芬（SERM 类）、二次胸壁复发术后辅助应用阿那曲唑（非甾体类 AI），远处转移一线治疗时有呼吸困难症状合并胸水，既往未应用过紫杉醇化疗，一线应用紫杉醇化疗控制症状及胸水，后改为依西美坦（甾体类 AI）维持 PFS 达 18 个月，失败后二线氟维司群（SERD 类）治疗 20 个月以上，远远超出了临床研究中的中位 PFS，从第一次远处复发到现在已经有超过 5 年的生存，为内分泌序贯多线治疗均明确获益的患者，并且在后续中应用到了依维莫斯和 CDK4/6 抑制剂的治疗，可以说将我们目前现有的内分泌治疗发挥得淋漓尽致，是一个内分泌治疗非常成功的案例。

病例点评

本例患者的疾病发展过程是一个典型的 Luminal 型，DFS 达 10 年左右，复发转移的时间发生较晚，在 9 ~ 10 年仍然可能存在复发高峰，那么对于这类受体表达强阳性患者延长辅助内分泌治疗时

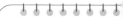

间有可能进一步获益，从而延长 DFS 或达到治愈。在该患者的复发转移阶段也从多线内分泌治疗中获益，生活质量良好，进一步告诉我们对于从内分泌治疗获益明显的晚期患者，一般 PFS 大于 6 个月者可以继续选用二线、三线内分泌治疗，减少化疗的应用，尤其对于 70 岁以上的老年人，内分泌更是理想的选择。在如今内分泌联合靶向治疗的时代，更建议早些应用效果好的最佳方案，如CDK4/6抑制剂联合 AI 或氟维司群。

病例来源：北京大学肿瘤医院

病例整理及分析：张如艳

点评专家：宋国红

004
妊娠期乳腺癌一例

病历摘要

患者女性，34 岁，2017 年 7 月 13 日行右乳腺癌改良根治术。

患者 2017 年 3 月（孕 12 周时）发现右侧腋下 1 个肿物，1.5 cm，质硬，活动度可，于当地医院查超声示右腋下低回声结节，左腋下淋巴结肿大。因当时患者处于妊娠期间，未进一步处理，建议定期复查。2017 年 6 月 22 日孕 26 周时复查超声示右腋下淋巴结较前增大，约 2 cm。2017 年 7 月 6 日孕 28 周时行右腋下肿物切除术，病理示右腋下浸润性导管癌，未行免疫组化检查。后进一步就诊于中国人民解放军总医院，乳腺超声示右乳腺低回声结节，BI-RADS 4a 级；右腋下切缘下方低回声结节，不除外转移。于 2017 年 7 月 13 日孕 29 周时在中国人民解放军总医院行右乳腺癌改良根治手术，术后病理示右侧乳腺外侧象限浸润性癌，非特殊类型，分级Ⅱ～Ⅲ级，肿瘤大小约 1.5 cm×1.0 cm×1.0 cm，周围可见中级别导管内癌（约占 10%），腋窝淋巴结可见转移癌（3/21）。免疫组化：ER（弱 +5%）、PR（弱 +5%）、HER2 浸润性癌（2 +）、原位癌（3 +）、Ki-67（ +30%）、AR（ +85%）。FISH 检测示 *HER2* 基因扩增。2017 年 9 月 2 日孕 36 周时行剖宫产术。后就诊我院，胸 CT、腹部超声未见转移征象。

辅助化疗及辅助赫赛汀治疗：2017 年 9 月 21 日至 2018 年 2 月 22 日予 EC（表柔比星 90 mg/m²，130 mg，d1，环磷酰胺 600 mg/m²，900 mg，d1，q21d）×4 序贯 TH（多西他赛 80 mg/m²，120 mg，d1 + 赫赛汀 2 mg/kg，104 mg，首剂 4 mg/kg，208 mg，qw，q21d）×4 方案辅助化疗共 8 个周期。化疗结束后予赫赛汀维持治疗共 1 年。辅助放疗：2018 年 3 月至 2018 年 4 月行局部放疗，具体不详。辅助内分泌治疗：2018 年 5 月开始服 TAM（10 mg，bid）治疗至今。

病例分析

本例患者为 1 例妊娠期间诊断的乳腺癌。孕 12 周发现肿物，孕 28 周通过切除活检确诊，孕 29 周行乳腺癌改良根治术，ER/PR 弱阳性，HER2 阳性，腋窝淋巴结转移（腋窝肿大为首发症状）。患者妊娠期间做了乳腺全切术，剖宫产一健康婴儿，化疗推迟至分娩后进行。

在发达国家，妊娠妇女中乳腺癌的发生率为 1/10000～1/3000，妊娠期乳腺癌诊断时多淋巴结阳性，乳腺肿块大，组织学分级差，ER/PR 阴性多见，HER2 阳性比例约 30%。而且因为妊娠期间的特殊性，顾及胎儿的安全性，诊断经常延迟，治疗不充分。关于妊娠期间的诊断

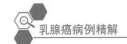

与治疗，美国风湿病学会（American College of Rheumatology，ACR）及NCCN指南有相关推荐，妊娠期间超声及活检在妊娠任何阶段都可以进行，腹部防护的情况下可考虑行钼靶检查，因为钆造影剂能通过胎盘屏障，不推荐行乳腺MRI检查；分期检查可行肝部超声。目前认为妊娠期间手术在任何胎龄都不是禁忌，妊娠第二阶段最安全，鉴于保乳术后要做全乳放疗，推荐术式为改良根治术，除非术后放疗可以推迟至产后进行，前哨淋巴结活检无标准推荐，应个体化进行，不应在30周胎龄以下行前哨淋巴结活检。而妊娠期乳腺癌化疗的指征与非妊娠期乳腺癌相同，但妊娠前3个月为化疗禁忌，中期及晚期根据适应证行辅助化疗或新辅助化疗是可行的，但为避免分娩时血液学并发症发生的可能，不应在35周以后或产前3周内行全身化疗，证据最多的为蒽环为基础的化疗；紫杉醇、铂类在妊娠期间化疗的数据有限，如需应用紫杉醇，应每周给药；曲妥珠单抗在妊娠期间的应用仅有个案报道，引起羊水过少，胎儿肾衰竭，若需应用，可于产后用药。MD Anderson一项单中心的前瞻性研究比较了妊娠期间化疗的乳腺癌与非妊娠期乳腺癌的预后，受试者1 : 2按照年龄及分期匹配，妊娠期患者统一接受FAC方案化疗（5-FU 500 mg/m^2 Ⅳ d1，d4，多柔比星50 mg/m^2 输注72小时，CTX 500 mg/m^2 Ⅳ d1），均在第2、第3阶段胎龄接受化疗，显示了相对的安全性；昂丹司琼、劳拉西泮、地塞米松可用于化疗前止吐。放疗和内分泌治疗在妊娠期为禁忌。

本例患者以腋窝淋巴结起病，未行新辅助化疗，通过切除腋窝淋巴结确诊，在妊娠29周行乳腺全切及腋窝淋巴结清扫术，化疗于术后7周分娩后进行。后续行辅助赫赛汀治疗及放疗、内分泌治疗。患者于妊娠12周发现肿物，而针对小于12周的妊娠期乳腺癌是否需要终止妊娠，有研究提示终止妊娠也许并不能改善乳腺癌的预后，至于是否需要终止妊娠可能需要综合考虑肿瘤分期、生物学侵袭性和患者意愿，与患者及其家属充分的沟通前提下才能做出决策。本例患者乳腺癌诊断虽有延迟，但治疗方面，除了未行新辅助化疗及分期检查，手术及辅助化疗基本无延迟，治疗较规范充分，且最终顺利分娩了一健康婴儿，结局相对圆满。

病例点评

妊娠期乳腺癌是指怀孕期间或产后 1 年之内的乳腺癌，妊娠期间的活检及手术均是可以进行的，不能因妊娠耽误病情，另外化疗在妊娠的中后 3 个月也是可以进行的，蒽环类应用的数据最多，安全性较高，紫杉类及曲妥珠单抗证据不足，暂不推荐妊娠期间使用。此患者治疗相对比较及时，医生的正确认识及充分与患者沟通才能保证达到最好的结果，婴儿与患者两全。

病例来源：北京大学肿瘤医院

病例整理及分析：张如艳

点评专家：宋国红

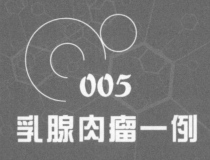

005
乳腺肉瘤一例

病历摘要

患者女性，54岁，2014年1月10日行左乳腺单纯切除术，2014年9月局部复发，2016年10月发现肺转移。

患者2014年1月发现左侧乳腺巨大肿物，20 cm × 20 cm，质硬，活动度差，局部皮肤破溃、溢液。2014年1月就诊于北京大学人民医院，2014年1月3日行穿刺活检病理考虑间叶组织来源肿瘤。于2014年1月10日行左乳腺单纯切除手术，术后病理示乳腺梭形细胞肿瘤，细胞有异型，核分裂象 >10个/10HPF，间质水肿变性及广泛变性坏死，大部分区域未见上皮成分，局灶见少量的腺管成分，免疫组化：CK（–），EMA（–），CK5/6（–），p63（–），ER（–），PR（–），S-100（–），CD56（–），Desmin（–），

Vimentin(＋)，Ki-67（＋，25%），考虑乳腺恶性叶状肿瘤，以间叶成分增生为主，12 cm×6 cm，局灶侵及表皮，乳头未见明确侵犯，乳腺内淋巴结未见肿瘤转移（0/1），左侧腋窝低位淋巴结未见肿瘤转移（0/1）。术后未行辅助化疗及辅助放疗。

局部复发：患者定期随诊，至2014年9月出现原切口处新发肿物，逐渐增大，考虑复发，于2014年9月9日行乳腺肿物切除＋背阔肌肌皮瓣移植术，术后病理考虑符合乳腺恶性叶状肿瘤复发，此次仅见间叶成分，呈现间质肉瘤表现，大小为7.5 cm×4.5 cm。复发术后放疗：于我院放疗科行胸壁放疗，具体不详。

第一次远处转移：此后定期复查，于2015年8月发现左腮腺肿物，穿刺涂片考虑为涎腺上皮性肿瘤，性质待定；不除外乳腺叶状肿瘤转移。转移灶手术：2015年9月8日于北京同仁医院行左腮腺全切除术，术后病理涎腺组织内，可见梭形细胞肿瘤生长及浸润伴异型性，结合病史符合乳腺恶性叶状肿瘤转移。术区放疗：术后于我院放疗行术区放疗。

第二次远处转移：2016年9月开始出现咳嗽，咳白痰，无发热，伴活动后气短，2016年10月26日行胸部CT平扫示双肺多发转移可能，右肺上叶前段及左肺下叶后内底段支气管中断。经全科查房建议行异环磷酰胺＋蒽环类化疗，一线化疗2016年11月14日开始8个周期化疗，具体：异环磷酰胺（ifosfamide，IFO）1.5 g/m^2，2.5 g，d1～d4，表柔比星75 mg/m^2，60 mg，d1～d2，q21d。辅助三联止吐、保心、保肝、水化、利尿、美司钠预防出血性膀胱炎等治疗，完成4天化疗后因恶心、乏力，第5天化疗停用。2个周期评效SD（图5-1），4个周期后评效缩小的SD（图5-2），6～8个周期评效缩小的SD（图5-3，图5-4）。共行9个周期化疗。失访。

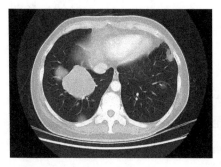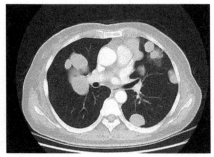

注：双肺内及胸膜下多发软组织密度结节、肿块，较大约6.3 cm×5.7 cm，部分位于叶间胸膜，大者约3.4 cm×3.0 cm

图5-1　2016年12月22日胸部CT

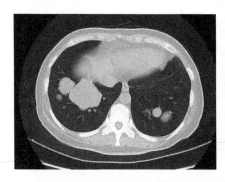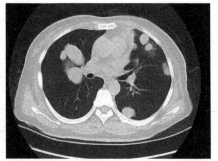

注：双肺内及胸膜下多发软组织密度结节、肿块，较大约5.5 cm×5.0 cm，部分位于叶间胸膜，大者约2.9 cm×2.7 cm

图5-2　2017年2月4日胸部CT

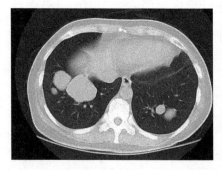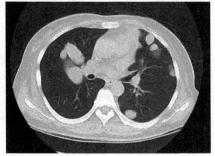

注：双肺内及胸膜下多发软组织密度结节、肿块，较大约4.9 cm×4.5 cm，部分位于叶间胸膜，大者约2.9 cm×2.7 cm

图5-3　2017年3月18日胸部CT

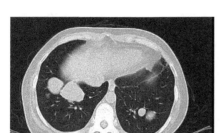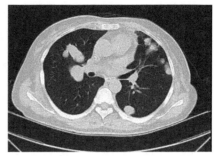

注：双肺内及胸膜下多发软组织密度结节、肿块，较大约 4.7 cm×3.5 cm，部分位于叶间胸膜，大者约 2.9 cm×2.7 cm

图 5-4　2017 年 4 月 28 日胸部 CT

病例分析

　　本例患者为一乳腺恶性叶状肿瘤病例，以乳腺巨大肿块起病，2014 年 1 月 10 日行左乳腺单纯切除术，未行腋窝淋巴结清扫，切除两个淋巴结未见转移，未行辅助化疗及放疗，2014 年 9 月胸壁局部复发再次切除，术后放疗，2015 年 8 月腮腺转移，行腮腺切除，术区放疗，2016 年 10 月发现肺转移，行表柔比星联合异环磷酰胺化疗，病灶缩小。

　　叶状肿瘤包括良性、边缘性和恶性亚型。粗针穿刺活检不足以可靠的鉴别乳腺叶状肿瘤，叶状肿瘤的诊断经常需要再切除活检诊断。发病年龄通常比纤维腺瘤更老，比浸润性导管癌和小叶癌更年轻，平均年龄 40 岁。叶状肿瘤通常无痛但增长迅速。叶状肿瘤以局部复发为最常见的复发部位，肺为最常见的远处转移部位，可能表现为实性结节或薄壁空洞。其治疗主要以局部切除为主，要保证无肿瘤边缘大于或等于 1 cm，肿物切除或部分乳房切除为首选手术治疗方式，只有在肿物切除或部分乳腺切除不能获得阴性边缘时行乳房全切术。由于很少转移到腋窝淋巴结，故除非临床发现淋巴结

笔记

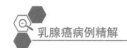

病理性肿大，通常不需要行腋窝淋巴结清扫或前哨淋巴结活检。大多数叶状肿瘤的上皮成分含有 ER（58%）和（或）PR（75%），但内分泌治疗在叶状肿瘤中无明确的治疗地位，辅助化疗同样没有证据显示能减少复发或死亡。局部复发以后应进行广泛的无肿瘤手术。而远处转移之后的化疗方案遵循软组织肉瘤的治疗推荐，以蒽环和异环磷酰胺为主要化疗方案。此患者的临床表现、复发方式及治疗经过基本符合叶状肿瘤的特点，远处转移后接受蒽环联合异环磷酰胺也收到了比较好的效果。

病例点评

此为一恶性叶状肿瘤患者，此类患者以局部治疗为主要手段，该患者乳腺巨大肿物手术切除后，化疗无获益，但放疗对这类患者有可能控制局部复发，第一次术后应该考虑放疗。恶性叶状肿瘤患者最常见的转移部位是肺转移，化疗方案参考软组织肉瘤的治疗推荐，首选蒽环和异环磷酰胺，但后续二线治疗无明确推荐，也可考虑紫杉类药物治疗，抗血管生成药物可在此类患者应用。

病例来源：北京大学肿瘤医院

病例整理及分析：张如艳

点评专家：宋国红

笔记

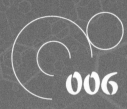

006
三阴性乳腺癌，*BRCA* 突变，铂类及奥拉帕利获益一例

病历摘要

患者女性，2016 年 12 月 8 日诊断左乳浸润性导管癌，伴多发转移。

患者 2016 年 11 月无明显诱因出现胸闷、咳嗽等不适，于 2016 年 11 月 22 日发现左侧乳腺内上象限 1 个肿物，3 cm，质硬，活动度差。2016 年 11 月 24 日查胸片示双侧胸腔积液，右侧为重，行胸腔闭式引流，胸水检查示恶性肿瘤细胞，考虑为腺癌。2016 年 11 月 25 日行乳腺 B 超示左乳内上象限可见大小为 2.7 cm×1.3 cm 结节，BI - RADS 5。2016 年 12 月 1 日查 PET/CT 示（图 6 - 1）左乳内上象限异常高代谢结节，考虑为恶性（乳腺癌？），邻近皮肤受侵不除外。①双侧胸膜多发增厚伴高代谢，双侧胸腔积液。②腹膜多发增厚，伴异常高代谢，其中盆腔腹膜病变与双附件难以区分，双附件显示不清。盆腔积液。③腹膜后、右髂血管旁及右闭孔区（轻度）高代谢淋巴结。上述病变首先考虑多发转移，但由于盆腔病变与双附件难以区分，建议进一步检查除外双附件第二原发癌可能。2016 年 12 月 8 日行乳腺肿物穿刺活检确诊，病理：乳腺浸润性导管癌，Ⅲ级；免疫组化：CK5/6（＋），EGFR（＋），ER（－），HER2（1＋），Ki-67（＋70%），PR（－）。BRCA1 有害突变阳性。

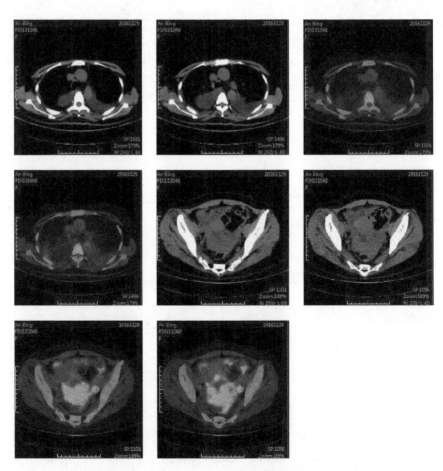

图 6-1　2016 年 12 月 1 日基线 PET/CT

一线治疗于 2016 年 12 月 9 日至 2017 年 4 月 17 日行 6 个周期一线 TC 方案化疗，具体：紫杉醇 80 mg/m²，120 mg，d1、d8，卡

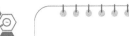

铂 AUC = 5，300 mg，d1、d8，q21d。并于 2016 年 12 月 20 日、2016 年 12 月 26 日行胸腔恩度 60 mg 灌注治疗，治疗期间出现呕吐后呛咳、发热，对症治疗后改善。于 2017 年 1 月 5 日行胸腔恩度 60 mg 灌注治疗后拔除胸腔管。化疗 2、4、6 个周期治疗后评效 PR（图 6 - 2），患者出现三系减低，白细胞Ⅱ度减低、血小板Ⅲ度减低、血红蛋白Ⅱ度减低，对症治疗后好转。2017 年 5 月 10 日给予 C1（总第 7 个周期）周期的卡铂单药维持化疗 3 个周期，具体：卡铂 AUC = 5，600 mg，d1，q21d。治疗后血小板下降 3 级，给予输注血小板治疗，白细胞下降 1 级，粒细胞下降 2 级。第 2 个周期治疗延迟 2 周。2017 年 6 月 14 日给予第 2 个周期卡铂单药维持，减量至 500 mg，具体为：卡铂 AUC = 4.5，500 mg，d1，q21d，化疗后 48 小时预防性升白细胞治疗。2 个周期评效维持 PR。

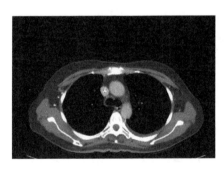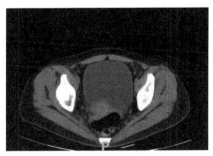

图 6 - 2　2017 年 1 月 20 日一线 TP，6 个周期后评效 PR

2017 年 7 月 7 日对比 2016 年 11 月 29 日本院 PET/CT（图 6 - 3）：①较前好转。a. 原左乳内上象限高代谢结节此次未见，原左乳头区皮肤增厚伴代谢较前减轻。b. 左腋窝区、腹膜后、右髂血管旁、右闭孔区淋巴结较前缩小、减少、代谢减低，现多显示不清。c. 胸膜、腹膜病变较前减轻、代谢减低，现均未见高代谢。d. 胸腔、腹盆腔积液减少，双肾盂及输尿管积水减轻。②原子宫内膜区弥漫高代谢此次未见。鼻咽左侧新见炎性摄取可能大（结合临床）。③余

笔记

病变同前。2017年8月1日给予第3周期（总第9周期）卡铂单药治疗，具体：卡铂AUC=5，600 mg，d1，q21d。化疗后白细胞1级，血小板下降3级（PLT $29 \times 10^9/L$），输AB型单采血小板2单位后好转。之后未行任何治疗，患者2018年2月20日出现下腹下坠感，复查PET/CT（2018年3月6日，图6-4）：双侧腋窝淋巴结大小基本同前，新见轻度代谢，请结合临床，左侧胸膜、腹盆腔（腹膜）转移，病变较前加重，左附件可疑受侵，右附件请结合超声，多浆膜腔积液较前增多，左肺新发膨胀不全。评效PD，考虑患者既往TC方案效果好，建议可继续TC方案化疗。二线治疗2018年3月8日行3个周期TC方案二线化疗，具体：紫杉醇80 mg/m²，120 mg，d1、d8，卡铂AUC=5，300 mg，d1、d8，q21d，C1D1周期化疗后自觉新发咳嗽，于2018年3月16日予左侧胸腔穿刺置管引流，2018年3月19日予胸腔灌注恩度60 mg，C2D8周期化疗后白细胞减低3级，中性粒细胞减低3级，对症升白细胞后好转。3个周期评效PR（图6-5），考虑疗效较好，自2018年5月开始节拍化疗4个月：复方环磷酰胺片1片，50 mg，qd po。2018年10月患者自觉下腹隐痛不适，伴坠胀感，逐渐加重，2018年10月30日腹部综合彩超示左乳占位（BI-RADS 6），较前变化不大，余左乳多发结节，密切观察，肝内多发结节，较前变化不大，右肾囊肿，腹水少量。2018年11月8日腹膜转移进展，左侧新发少量胸水（图6-6），癌抗原153 34.17 U/mL，癌抗原125 1312 U/mL，较前明显升高。三线治疗，考虑患者既往TC方案治疗效果可，2018年11月26日开始行TC方案3个周期化疗，具体：紫杉醇80 mg/m²，120 mg，d1、d8，卡铂AUC=5，300 mg，d1、d8，q21d。化疗后白细胞减低2级、血红蛋白减低2级，血小板减低3级，C2D8周期后改为单药卡铂治疗，2个周期后评效SD，2019年1

笔记

月 8 日复查腹膜增厚较前减轻，腹水减少（图 6 - 7）。2019 年 2 月 26 日出现腹痛、腹胀明显加重，腹平片示肠梗阻，2019 年 3 月 7 日腹盆 CT 示腹膜种植转移较前加重，腹水增多（图 6 - 8），予以胃肠减压、静脉营养支持及灌肠通便等治疗，2019 年 3 月 25 日口服奥拉帕利 300 mg bid，2 周后腹胀腹痛较前逐渐减轻，逐渐恢复排气、灌肠可排便，2019 年 4 月 29 日复查 CT：腹膜种植转移较前减轻，腹水减少（图 6 - 9）。2019 年 5 月逐渐进流食、半流食、软食。2019 年 7 月患者再次出现腹胀、肠梗阻，疾病进展，停用奥拉帕利，考虑既往应用卡铂有效，于 2019 年 8 月 12 日至 2019 年 9 月 16 日予卡铂治疗 1 个周期（200 mg，d1、d8，q21d）。白细胞、血小板下降 3 级，肠梗阻稍缓解，腹胀略好转，2019 年 9 月 27 日腹胀再次加重，伴中 - 大量腹水，予对症引流腹水，2019 年 10 月 14 日腹水病理：可见恶性肿瘤细胞，结合免疫组化结果，考虑为女性生殖系统或腹膜来源，倾向卵巢高级别浆液性癌。免疫组化：HER2（0），PR（-），ER（+），GATA3（-），GCDFP-15（-），WT1（+），PAX-8（+），P16（+），D2-40（间皮细胞 +），Calretinin（间皮细胞 +）。同时给予胃肠减压、营养支持等治疗后病情持续恶化，于 2019 年 10 月 21 日死亡。

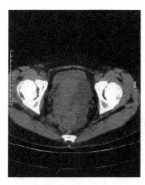
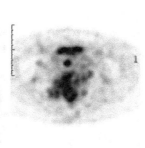
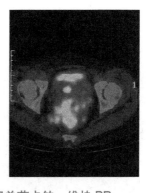

图 6 - 3　2017 年 7 月 7 日 PET/CT，2 个周期单药卡铂，维持 PR

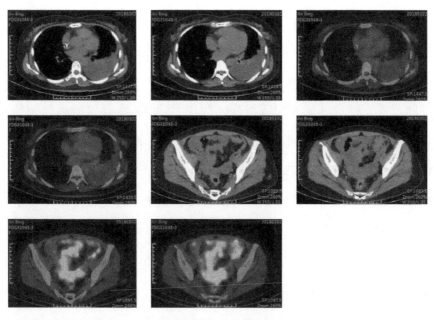

图 6-4　2018 年 3 月 6 日 PET/CT 评效 PD

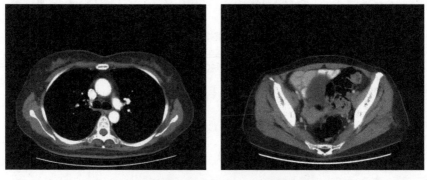

注：左侧胸膜结节较前减轻，盆腔未见占位

图 6-5　2018 年 5 月 12 日 3 个周期 TC，评效 PR

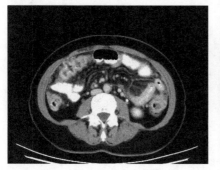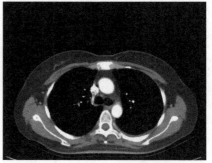

图 6-6　2018 年 11 月 8 日腹膜转移进展，左侧新发少量胸水

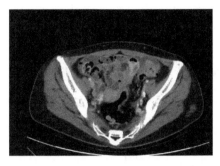
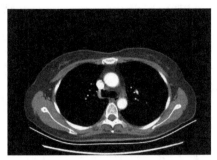

图 6-7　2019 年 1 月 8 日 2 个周期 TC，评效 SD

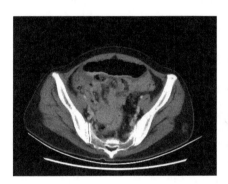
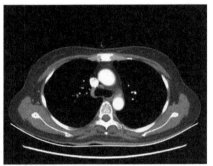

图 6-8　2019 年 3 月 7 日腹膜转移加重

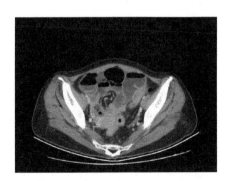

图 6-9　2019 年 4 月 29 日腹膜转移减轻

病例分析

本例患者为中年女性，三阴性乳腺癌，伴 *BRCA1* 有害突变，初诊Ⅳ期伴双侧胸膜转移、胸腔积液，同时盆腔腹膜病变与双附件

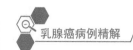
难以区分，腹腔、腹膜后淋巴结肿大，PET/CT 首先考虑转移，但由于盆腔病变与双附件难以区分，建议进一步检查除外双附件第二原发癌可能。初诊请妇科会诊考虑不适合手术治疗，无卵巢病理，乳腺穿刺活检明确为三阴性乳腺癌，故患者不除外为乳腺癌合并卵巢癌双重癌可能。一线 TC（紫杉醇＋卡铂）方案化疗 6 个周期，评效 PR，改为卡铂单药维持 3 个周期，PET/CT 原左乳病灶消失，左腋窝区、腹腔、腹膜后淋巴结较前缩小、减少，多显示不清，胸膜、腹膜病变较前减轻，均未见高代谢。未提示卵巢占位。因血小板下降 4 级停药，7 个月后再次进展［胸膜、腹盆腔（腹膜）］转移，左附件可疑受侵，一线 PFS 15 个月，二线再次应用 TC 化疗 3 个周期达 PR 后改为 CTX 节拍化疗 5 个月 PD，二线 PFS 7 个月，三线 TC 化疗 3 个周期 PD 出现肠梗阻，PFS 3 个月。肠梗阻期间试用紫杉醇化疗一次无效，病情持续加重，后口服奥拉帕利 300 mg bid，1 个月后腹膜种植转移减轻，肠梗阻基本完全缓解，目前口服奥拉帕利 2 个月至今，贫血 3 级，白细胞下降 3 级，对症处理可恢复，目前奥拉帕利减量至 450 mg/d，耐受可。

三阴性复发转移性乳腺癌的治疗，因缺乏治疗靶点，仍以化疗为主要治疗手段，如果既往没有接受过蒽环、紫杉类化疗，仍首选蒽环类和紫杉醇类药物为基础，近年来的脂质体阿霉素、白蛋白结合型紫杉醇等新药也给既往应用过蒽环、紫杉醇类的三阴性乳腺癌（triple negative breast cancer，TNBC）再次应用同类药的机会，其他，如卡培他滨、吉西他滨、长春瑞滨等药物无明确的优劣性，艾日布林在国外的研究中有相对不错的疗效，目前国内尚未上市。除此之外，DNA 破坏药物如铂类及 PARP 抑制剂在三阴性乳腺癌，尤其是具有 *BRCA* 致病性突变的 TNBC 中具有特殊的治疗地位。文献中散发人群中只有 5% 左右的 *BRCA* 突变，*BRCA1* 突变中 80%～85% 为

TNBC；而 TNBC 中 10% ～ 14% 有 *BRCA1* 突变；*BRCA* 突变后 DNA 修复功能损伤，对 DNA 破坏药物敏感；铂类可以直接与 DNA 结合，引起 DNA 链内或链间交联，导致双链 DNA 的解离，PARP1 是 DNA 单链断裂修复的关键酶，PARP 抑制剂可以阻止 DNA 单链断裂的修复。TNT 研究比较了在 *BRCA1/BRCA2* 突变 TNBC 中单药卡铂与单药多西他赛在一线的疗效，在有 *BRCA1/BRCA2* 突变组卡铂较多西他赛客观缓解率明显提高（68% *vs.* 33.3%，P = 0.03），而无突变组两组相似（28.1% *vs.* 36.6%，P = 0.16）；PFS 在有突变的 TNBC 中较无突变的人群中显著延长，分别为 6.8 个月与 3.1 个月。Olympi AD 研究显示，在 *BRCA* 突变的 HER2 阴性的患者中，Olaparib 对比临床医师所选化疗方案（卡培他滨、长春瑞滨或艾日布林），Olaparib 组 PFS 较化疗组有显著性改善（7.0 个月 *vs.* 4.2 个月），mOS 无差异（19.3 个月 *vs.* 17.1 个月），一线亚组 OS 有显著性差异（22.6 个月 *vs.* 14.7 个月）。此例患者合并有 *BRCA1* 致病突变，多线应用铂类药物治疗均取得很好的疗效，为铂类敏感患者，后期在肠梗阻的情况下应用奥拉帕利 1 个月后病情明显好转，肠梗阻缓解，为奥拉帕利获益人群。

📋 病例点评

BRCA 基因突变是乳腺癌和卵巢癌的高危因素，本例患者可能同时存在两种恶性肿瘤，但卵巢未做穿刺活检，无法证实，但在最后腹水的病理中找到癌细胞，免疫组化结果倾向卵巢高级别浆液性癌。该患者初治Ⅳ期，从铂类中显著获益，是铂类治疗敏感人群，后续又从 PARP 抑制剂奥拉帕尼明显获益，充分验证了临床研究在现实病例中的指导作用，该三阴性晚期乳腺癌患者总生存 2 年 10

笔记

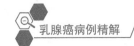
个月。但如果该患者对铂类不敏感，不知是否仍会从 PARP 抑制剂中获益，目前也缺乏相应临床研究。治疗的不良反应也是影响疗效的因素，如铂类及奥拉帕尼治疗过程中出现的Ⅲ度骨髓抑制，严重影响了治疗的顺利进行，导致减量或停药，不良反应的处理不容忽视。另外，对于 BRCA 基因突变患者，对于其下一代尤其女儿的健康更应该关注，建议患者女儿（已成年）也做 BRCA 基因检测，如果存在突变，虽然目前在中国行预防性乳腺、卵巢切除还未被标准推荐或被伦理接受，但我们能做的是尽早做乳腺及卵巢相关检查，一般从 25 岁或 30 岁开始每半年到一年进行一次筛查，做到早期发现，BRCA 突变虽然是高危因素，但并不是预后不良因素，早期发现、积极治疗，仍然可以得到良好的预后。

病例来源：北京大学肿瘤医院

病例整理及分析：张如艳

点评专家：宋国红

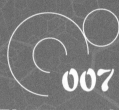

007

男性隐匿性神经内分泌副乳癌一例

病历摘要

患者男性，52岁。2016年6月12日行左侧腋窝淋巴结清扫手术，2017年2月发现胸部复发。

患者2016年1月发现左侧腋下1个肿物，2016年2月17日就诊于当地医院行手术切除，术后病理：左腋下倾向脉管源性肿瘤，瘤细胞增生活跃，不排除恶性。外院会诊：（左腋下）大汗腺癌。后外院行局部肉芽组织活检，病理：（左腋下）皮肤慢性溃疡，伴局部纤维上皮息肉样增生，未见肿瘤组织。2016年5月9日行腋窝淋巴结穿刺活检，病理：（左腋下）穿刺淋巴结转移癌。免疫组化：ER（3＋90%）、PR（3＋90%）、HER2（2＋）、FISH未做、Ki-67（个别细胞＋）、p53（＋10%）、CgA（＋），Syn（＋）、LCA（－）、 p63（－）、E-cad（＋）、CK34（βE12）（＋）、CK5/6（－）、CD56（－）、p120（膜＋）、p40（＋）、GCDFP-15（＋）。结合临床，符合淋巴结转移性神经内分泌癌，中分化（G2），考虑副乳起源。新辅助治疗：2016年4月29日至2016年5月21日行2个周期CEF（CTX 1 g，d1＋5-FU 1 g，d1，d8＋EPI 160 mg，d1，q21d）方案化疗，因效果不佳，于2016年6月12日行左侧腋窝淋巴结清扫手术，术后病理：（左腋下）符合神经内分泌癌，皮肤切缘未见癌组织残留，局部可见异物反应，腋窝淋巴结癌转移（23/26），皮肤真皮浅层梭形细胞呈束状排列，局部纤维组织增生，疑似平滑肌瘤，免疫组化染色结果不支持平滑肌瘤。辅助化疗：2016年7月12日至2016年8月28日行CEF（CTX 1 g，d1＋5-FU 1 g，d1，d8＋EPI 160 mg，d1，q21d）方案辅助化疗3个周期，患者因耐受性较差未继续化疗（消化道反应较重）。后患者于2017年2月发现左腋下局部皮下肿物且肿物逐渐增大数目增多，就诊于外院考虑局部副乳癌术后复发，于2017年8月22日至2017年10月4日行TP（多西他赛150 mg＋顺铂140 mg，q21d）方案化疗3个周期，评效SD，后于2017年10月26日至2018年5月11日行EC（依托泊苷100 mg，d1～d5，卡铂600 mg，d1，q28d）方案化疗8个周期，后胸壁多发结节较前增大，就诊于我院，完善相关检查，考虑疾病进展，结合患者免疫组化结果，于2018年9月18日开始内分泌治疗至今，具体：亮丙瑞林微球（抑那通11.25 mg），每3个月1次，依西美坦25 mg qd，3个月、6个月评效SD（缩小）。

基线2018年9月（图7-1）

腹部超声：左腋下近肩部皮内及皮下多发结节，左锁骨上多发淋巴结，性质待定，左腋下淋巴结，观察。

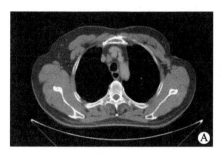 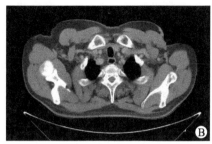

注：A：左腋区见不规则软组织条索影。纵隔 2 组和 7 组、双肺门、锁骨上区见多发增大淋巴结，较大约 17 mm × 17 mm（IM17）；B：左侧胸壁局部术后，局部皮肤上见小结节（IM9、18、22），较厚约 7 mm（IM9）

图 7 – 1   胸部 CT

3 个月抑那通 + 依西美坦治疗后评效 SD（缩小）

胸部 CT 较 2018 年 9 月 20 日胸部 CT 比较，纵隔 2 组和 7 组、双肺门、锁骨上区多发增大淋巴结部分缩小，原较大约 17 mm × 17 mm，现约 7 mm（IM18）。左侧胸壁局部术后，局部皮肤上见小结节（IM10、IM19、IM23）（图 7 – 2A，图 7 – 2B），较厚约 7 mm（IM10）（图 7 – 2C，图 7 – 2D）。

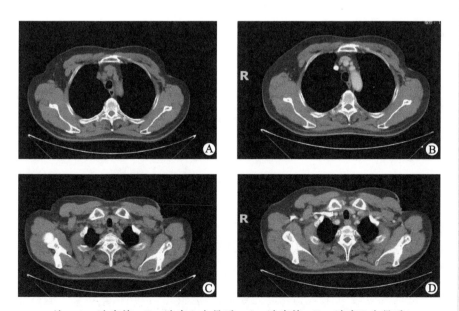

注：A：治疗前；B：治疗 3 个月后；C：治疗前；D：治疗 3 个月后

图 7 – 2   胸部 CT

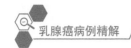
腹部超声：左腋下近肩部皮内及皮下多发结节，较前变化不大，左腋下、左锁骨上淋巴结，较前变化不大。

6个月抑那通＋依西美坦治疗后评效缩小SD

胸部CT：与2018年12月19日胸部CT比较：纵隔、双肺门及锁骨上区多发淋巴结大致同前，如仍约7 mm（IM16）（图7-3A）。左侧胸壁局部术后，局部皮肤结节样增厚较前稍减轻，左侧胸壁皮下小结节同前（IM9）（图7-3B）。

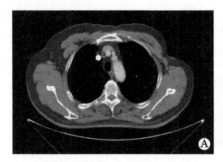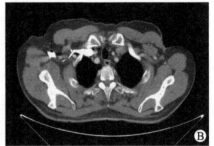

图7-3 胸部CT

病例分析

本例患者中年男性，乳腺神经内分泌癌术后ypTxN3M0 ⅢC期Luminal A型，胸壁淋巴结复发转移。乳腺的神经内分泌癌作为乳腺癌的一种罕见类型，预后较好，死亡率较低。发病率为乳腺癌的2%～5%，临床治疗和浸润性导管癌基本相同。该患者初治诊断时分期较晚，多发淋巴转移，新辅助化疗CEF 2个周期后因无明显改善，而积极行手术治疗。但手术后继续原方案化疗，并未根据新辅助化疗的效果及时调整治疗，且化疗后因耐受性不佳停药后，未行辅助放疗及辅助内分泌治疗。对于多发淋巴结转移的患者，术后放疗是减少局部复发风险的重要方式，且患者为Luminal A型，术后辅助内分泌治疗是降低复发的重要措施，患者均没有采用，因此术后仅半年余就出现局部复发转移。

患者复发为局部复发，无内脏转移及内脏危象表现，且患者既往未接受过内分泌治疗，因此应首选内分泌治疗。患者在当地医院行二线方案化疗后，均效果不佳，于 2018 年 9 月就诊我院门诊，考虑患者 Luminal A 型，既往未接受内分泌治疗，建议患者使用 OFS 联合 AI 方案的治疗，3 个周期后评效缩小的 SD，6 个周期后持续缩小，且患者耐受性好，目前仍继续该方案治疗中。

男性乳腺癌是一种少见但并不罕见的疾病。男性乳腺癌约占所有乳腺癌中的 1%，一名男子患乳腺癌的终身风险为 1∶1000，而女性则为 1∶8。由于大多数男性乳腺癌都是激素受体阳性，因此内分泌治疗是男性乳腺癌治疗的重要组成部分。由于男性、女性性激素产生机制的根本差异，内分泌治疗也是男性和女性之间的最有差异的治疗抉择。男性患者均需要按照绝经前女性的治疗来选择，AI 单独使用对男性的疗效不佳，需要联合促性腺激素释放激素（gonadotropin-releasing hormone，GnRH）类似物来使用。与单独使用内分泌治疗相比，内分泌治疗联合使用细胞周期依赖性激酶（cyclin dependent kinase，CDK）抑制剂或 mTOR 抑制剂也可显著改善男性乳腺癌患者的预后。

📋 病例点评

本例患者属于罕见病例，罕见在于是 1 例男性隐匿性神经内分泌副乳癌。男性乳腺癌是一种少见的疾病，占所有乳腺癌患者中不足 1%。而隐匿性乳腺癌也是一种少见的特殊类型乳腺癌。一般是指以腋窝淋巴结转移为表现，而未发现乳腺明确病灶，病理考虑乳

笔记

45

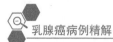
腺来源，占所有乳腺癌0.3%～1.0%。乳腺原发的神经内分泌癌同样是罕见疾病，占所有乳腺癌的1%～5%。因此，提示我们在临床上对于男性腋窝淋巴结肿大的患者，需除外男性隐匿性乳腺癌的诊断。在诊断乳腺原发神经内分泌癌时需排除其他脏器的神经内分泌肿瘤转移可能后才考虑原发。男性乳腺癌绝大多数为激素受体阳性。

对于晚期男性乳腺癌与女性乳腺癌的治疗原则是相同的。但对于男性乳腺癌使用AI时，建议同时联合促性腺激素释放激素类似物（gonadotropin – releasing hormone analog，GnRHa）。

参考文献

1. RVDD K J, WINER E P. Male breast cancer: risk factors, biology, diagnosis, treatment, and survivorship. Ann Oncol, 2013, 24 (6): 1434 – 1443.

2. GE LP, LIU X Y, XIAO Y, et al. Clinicopathological characteristics and treatment outcomes of occult breast cancer: a SEER population – based study. Cancer Manag Res, 2018, 10: 4381 – 4391.

3. INNO A, BOGINA G, TURAZZA M, et al. Neuroendocrine Carcinoma of the Breast: Current Evidence and Future Perspectives. Oncologist, 2016, 21 (1): 28 – 32.

4. ANDERSON W F, JATOI I, TSE J, et al. Male breast cancer: a population – based comparison with female breast cancer. J Clin Oncol, 2010, 28 (2): 232 – 239.

5. GIORDANO S H. Breast Cancer in Men. N Engl J Med, 2018, 379 (14): 1385 – 1386.

病例来源：北京大学肿瘤医院

病例整理及分析：冉然

点评专家：姜晗昉

008
年轻乳腺癌女性患者的
生育功能保护一例

病历摘要

患者女性，29 岁，2017 年 9 月 20 日行左侧乳腺癌保乳术。

患者 2017 年 7 月发现左侧乳腺外下象限 1 个肿物，约 3 cm，质硬，活动度差，局部皮肤无改变，乳头无溢血、溢液。2017 年 9 月 18 日就诊于当地医院，乳腺 B 超示左乳外下象限结节，大小 2.0 cm × 1.5 cm，BI-RADS 4a。穿刺病理活检：无。新辅助治疗：无。于 2017 年 9 月 20 日行左侧乳腺癌保乳手术，术后病理诊断：浸润性导管癌 II 级，大小 2.5 cm × 2.5 cm × 2.0 cm，切缘阴性，淋巴结 0/8，免疫组化：ER（90% +）、PR（90% +）、HER2（2 +）、Ki-67（80%）、FISH 示 HER2 未见扩增，病理分期：pT2N0M0 IIA 期。

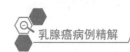

既往史：未婚未育。术后辅助化疗：于 2017 年 11 月 16 日至 2018 年 4 月 18 日行多西他赛序贯表柔比星方案共 8 个周期。化疗 1 个周期后于 2017 年 11 月 23 日起每月规律行亮丙瑞林（抑那通）3.75 mg 抑制卵巢功能治疗。2017 年 11 月 15 日治疗前雌二醇 45.41 pg/mL；促卵泡生成素 5.95 IU/L；2018 年 1 月 18 日复查雌二醇 6.41 pg/mL；促卵泡生成素 1.33 IU/L。2018 年 4 月 18 日起予来曲唑内分泌治疗，同时予抑那通抑制卵巢功能。末次门诊随访时间 2019 年 1 月 16 日。

病例分析

患者年轻女性，左乳浸润性导管癌保乳术后 pT2N0M0 Luminal B 型（HER2 阴性），术后复发风险中危。考虑患者年龄仅 29 岁，且 Ki-67 高达 80%，考虑行标准的 EC 序贯 T 辅助化疗方案共 8 个周期减少复发风险。但该患者未婚未育，有生育的要求，因此需要考虑给予生育保护措施。生育保护主要从保护的方式、时机的选择、化疗药卵巢毒性三个方面来考虑。首先生育保护常用的方式是卵母细胞冻存、胚胎冻存、卵巢组织冻存及卵巢功能抑制剂的使用，但前两种方式需要提前 10 ~ 14 天刺激卵子发育，然后通过手术的方式取出，对于该患者来说条件不允许了，卵巢冻存也需要手术的方式，且有卵巢转移的风险。而卵巢功能抑制剂相对来说是最便捷的方式。其次卵巢保护时机的选择，卵巢功能抑制（ovarian function suppression，OFS）在使用的初期会有卵巢激动的作用，1 ~ 2 周以后才能实现卵巢的抑制。而患者术后至今时间已经接近 2 个月，继续推迟化疗的开始时间会增加复发的风险，因此需要在患者的生育

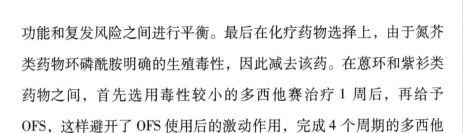

功能和复发风险之间进行平衡。最后在化疗药物选择上，由于氮芥类药物环磷酰胺明确的生殖毒性，因此减去该药。在蒽环和紫衫类药物之间，首先选用毒性较小的多西他赛治疗 1 周后，再给予 OFS，这样避开了 OFS 使用后的激动作用，完成 4 个周期的多西他赛后，序贯 4 个周期的表柔比星，期间持续给予 OFS 治疗，至化疗后继续给予 OFS 联合 AI 辅助内分泌治疗至今。

患者复发风险中危，如有生育需求，可在内分泌治疗 2 ~ 3 年，度过了复发风险的高峰后考虑妊娠，妊娠前需停用内分泌药物 3 ~ 6 个月，并于分娩后继续使用辅助内分泌治疗。目前有临床研究显示，妊娠并不会增加乳腺癌患者的复发风险。

病例点评

乳腺癌已成为我国女性发病率最高的恶性肿瘤，但我国的患者年龄比欧美国家早近 10 年，平均发病年龄 48.7 岁，且 ≤35 岁年龄段患者占乳腺癌的 10% ~ 15%，而在欧美国家，年龄 <40 岁的乳腺癌患者在所有乳腺癌患者中所占比例不到 7%。对于有生育需求的年轻乳腺癌患者，肿瘤科医师制定治疗方案时必须考虑对于患者生育功能的保护，充分告知抗肿瘤治疗，特别是细胞毒药物，可导致提前闭经、生育能力受损，并与患者及其配偶讨论生育功能保护方案的优劣。生育保护应该考虑综合因素，如患者的个人意愿、肿瘤的分期和病理分子特征、患者年龄、采用的化疗和（或）内分泌治疗的具体药物和持续时间造成卵巢早衰的风险，以及生育保护允许的时机。几项临床研究已经证实在化疗前即开始使用 GnRHa 至化疗结束可保护卵巢功能，减少卵巢早衰发生率，增加患者的怀孕率。

笔记

2018 版美国临床肿瘤学会（American Society of Clinical Oncology，ASCO）肿瘤患者生育保护指南、2019 第 1 版 NCCN 乳腺癌指南均表示对于绝经前乳腺癌患者，不论激素（hormone，HR）状态，辅助化疗期间使用 GnRHa 可保护卵巢功能，并降低化疗引起的停经风险。2019 年 3 月公布的我国《年轻乳腺癌诊治与生育管理专家共识》建议：对于有强烈生育要求的年轻乳腺癌患者，应充分考虑化疗所致卵巢功能衰退及生育力下降，在化疗前 2 周即开始使用 GnRHa 保护卵巢功能，直至化疗结束。

参考文献

1. CHEN W, SUN K, ZHENG R, et al. Cancer incidence and mortality in China, 2014. Chin J Cancer Res, 2018, 30 (1): 1 – 12.

2. LI J, ZHANG B N, FAN J H, et al. A nation – wide multicenter 10 – year (1999—2008) retrospective clinical epidemiological study of female breast cancer in China. BMC Cancer, 2011, 11: 364.

3. ANDERS C K, JOHNSON R, LITTON J, et al. Breast cancer before age 40 years. Semin Oncol, 2009, 36 (3): 237 – 249.

4. BLUMENFELD Z, EVRON A. Preserving fertility when choosing chemotherapy regimens – the role of gonadotropin – releasing hormone agonists. Expert Opin Pharmacother, 2015, 16 (7): 1009 – 1020.

5. LAMBERTINI M, BONI L, MICHELOTTI A, et al. Ovarian Suppression With Triptorelin During Adjuvant Breast Cancer Chemotherapy and Long – term Ovarian Function, Pregnancies, and Disease – Free Survival: A Randomized Clinical Trial. JAMA, 2015, 314 (24): 2632 – 2640.

6. MOORE H C, UNGER J M, PHILLIPS K A, et al. Goserelin for ovarian protection during breast – cancer adjuvant chemotherapy. N Engl J Med, 2015, 372 (10): 923 – 932.

7. OKTAY K, HARVEY B E, PARTRIDGE A H, et al. Fertility Preservation in

Patients With Cancer：ASCO Clinical Practice Guideline Update. J Clin Oncol, 2018, 36（19）：1994 - 2001.

8. TELLI M L, GRADISHAR W J, WARD J H. NCCN Guidelines Updates：Breast Cancer. J Natl Compr Canc Netw, 2019, 17：552 - 555.

病例来源：北京大学肿瘤医院

病例整理及分析：冉然

点评专家：姜晗昉

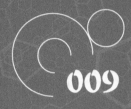

009
乳腺癌脑转移患者
脑放疗后的脑坏死一例

病历摘要

  患者女性，64 岁，2010 年 11 月 4 日行右乳腺癌单纯切除术，2015 年 7 月发现肺、脑、右锁骨上淋巴结转移。

  患者 2010 年 7 月发现右乳外上象限 1 个肿物，大小约 3 cm，质硬，活动度差。2010 年 7 月 26 日我院穿刺病理：右乳腺浸润性导管癌 II 级，免疫组化：ER（＋＞75%），PR（＋25%～50%），HER2（－），Ki-67（30%）。前哨淋巴结活检阴性（0/2）。于 2010 年 8 月行来曲唑新辅助内分泌治疗 3 个月后评效缩小 uSD（肿块 2.40 cm×2.54 cm×1.60 cm 缩小至 2.02 cm×1.97 cm×1.55 cm）。2010 年 11 月 4 日行右乳腺癌单纯切除术，术后病理：肿物大小

笔记

2.8 cm×1.5 cm（未见报告）。术后未行辅助化疗，继续来曲唑辅
助内分泌治疗。至 2015 年 7 月复查 CT 示双肺转移；脑部 MRI 示右
颞叶低 T_1 高 T_2 结节，大小 1.5 cm×1.1 cm，考虑转移；颈部超声
提示右锁骨上淋巴结肿大。2015 年 7 月 21 日行右锁骨上淋巴结穿
刺病理符合乳腺癌转移，免疫组化：ER（90% 强阳），PR（20% 强
阳），HER2(+)，Ki-67 （7%）。改为复发一线他莫昔芬内分泌治
疗，并行脑射波刀治疗。2016 年 1 月头颅 MRI 未见转移病灶，胸
部 CT 示肺部结节缩小，综合评效缩小的 SD。2016 年 3 月咳嗽加
重，胸部 CT 示双肺结节较前增大，评效 PD，就诊我院。患者既往
高血压 3 级极高危，病史 5 年，目前血压控制可；2014 年 7 月诊断
冠心病，支架植入术后，持续抗凝治疗。

　　2016 年 3 月 25 日就诊我院，予复发二线依西美坦（25 mg，qd）
治疗 3 个月后评效 PD ［两肺多发结节，多发淋巴结肿大，右侧大
脑可疑强化结节（图 9 - 1）］，均考虑转移。

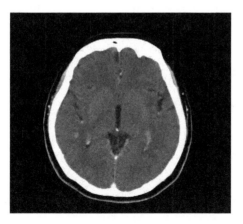

注：右侧颞叶、枕叶、顶叶可疑强化结节，较大者约 6 mm，考虑转移

图 9 - 1　2016 年 6 月 27 日头部 CT

　　2016 年 7 月 4 日行三线紫杉醇方案化疗 7 个周期，2、4 个周期
评效 PR，7 个周期后（2016 年 12 月 22 日）改为阿那曲唑内分泌

维持治疗，至 2017 年 3 月评效 PD［双肺转移较前进展，右侧大脑转移增大（图 9 - 2）］。

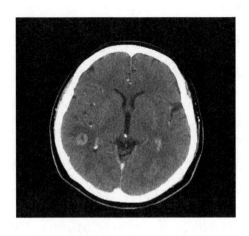

图 9 - 2　2017 年 3 月 1 日头部 CT

2017 年 3 月 17 日行脑转移灶射波刀治疗。2017 年 3 月 23 日改为四线卡培他滨治疗 14 个周期，2 个周期后评效缩小 SD；6 个周期评效 PR；12 个周期评效增大的 SD；14 个周期评效 PD。2018 年 3 月 5 日行五线吉西他滨方案治疗 8 个周期，后患者头痛逐渐加重，外院头颅 MRI 提示脑水肿，自行暂停化疗，院外对症治疗后头痛好转。2018 年 12 月患者咳嗽、憋气加重，我院胸部 CT 提示双肺多发结节较前增多、部分增大，考虑疾病进展。

自 2018 年 12 月 14 日行贝伐珠单抗 200 mg ivgtt，每 2 周 1 次，减轻脑水肿，并给予六线多西他赛方案治疗 3 个周期后评效 PD（双肺转移较前进展），颅内病灶增大，水肿明显（图 9 - 3），之后脑转移经 PET/CT（图 9 - 4）及神经外科会诊，考虑为脑放疗后水肿坏死。2019 年 3 月 3 日改为七线口服长春瑞滨化疗至今，并继续贝伐珠单抗 200 mg ivgtt，每 3 周 1 次，维持治疗减轻脑水肿。

笔记

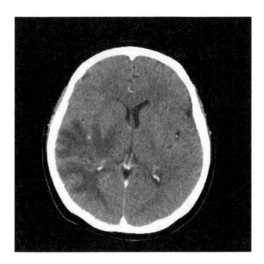

注：右侧颞、枕、顶叶转移灶较前增大

图 9 - 3　2019 年 1 月 29 日头部 CT

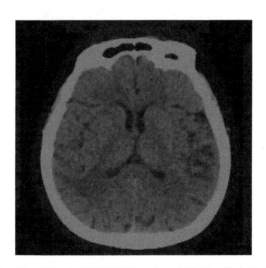

注：右侧顶、枕、颞叶片状低密度灶，未见高代谢，符合疗后改变，未见明确活性

图 9 - 4　2019 年 2 月 22 日 PET/CT

病例分析

　　患者老年女性，为右乳浸润性导管癌术后 ypT2N0M0 ⅡA 期 Luminal B 型（HER2 阴性）肺、脑等多发转移的患者。患者辅助

内分泌治疗期间出现疾病进展，因为既往患高血压、冠心病、冠状动脉内植入支架术后等病史，考虑耐受性较差，首先选用多线内分泌治疗，失败后改为全身化疗为主的治疗，同时针对脑转移，分别于2015年7月和2017年3月17日给予脑射波刀治疗。至2018年底患者头痛加重，头部CT示右脑强化灶明显增大，周围水肿范围增大。完善PET/CT检查后，行影像科、放疗科及神经外科等多学科会诊，考虑患者脑强化灶无放射性摄取增多，为脑实质多次射波刀治疗后坏死灶水肿，给予贝伐珠单抗治疗后，症状较前明显缓解。

乳腺癌是第二大易发生中枢系统受累的疾病，常出现于疾病的后期阶段，病情往往迅速恶化，预后差。主要的风险因素包括：年龄小于50岁，肿瘤负荷大，ER阴性、HER2阳性等。脑转移的治疗需要在全身治疗的基础上联合局部治疗，包括手术、立体定向放射外科学、全脑放疗等。放射治疗可显著的改善患者的局部控制率，缓解神经症状，降低局部复发风险，降低因神经系统症状死亡的可能性。但也需要警惕放疗相关的不良反应，如性格及记忆改变，认知缺陷，甚至是脑坏死。该患者在同一部位进行多次局部治疗，是其脑坏死的主要原因。对于病情危重不能耐受手术或者急性恶化垂危的患者，应首先给予药物对症治疗，如激素、甘露醇等，迅速缓解颅内高压的症状。贝伐珠单抗由于能够改善血管的通透性，用于有症状的脑水肿患者，也有明显的效果。

病例点评

早期乳腺癌随着疾病的复发转移，10%~15%的患者会出现脑转移，且这一比例有增加趋势。转移性乳腺癌中脑转移的发生率与乳腺癌的不同亚型相关：三阴性转移性乳腺癌脑转移发生率为25%～46%，HER2阳性转移性乳腺癌脑转移率为30%～55%，激素受体阳性/HER2阴性转移性乳腺癌脑转移发生率约10%。一旦发生脑转移，患者的预后极差。根据乳腺癌的分子分型不同，患者的预后也不尽相同，mTNBC、HER2（＋）MBC和HR（＋）/HER2（－）MBC生存期分别为6个月、20个月和10个月。该患者为HR（＋）/HER2（－）型，脑转移后至今已经存活4年余。脑转移灶的治疗仍以全脑放疗（whole brain radiation therapy，WBRT）、立体定向放射外科（stereotactic radiosurgery，SRS）及手术为主，对于部分HER2（＋）乳腺癌患者可考虑使用能透过血脑屏障的靶向药物治疗。SRS采用1～5次大剂量肿瘤局部照射，适用于3 cm以内的转移灶，在某些情况下最大可至4 cm。它的不良反应与转移灶的大小和治疗剂量相关，对正常脑组织损伤少。主要的延迟性不良反应为脑坏死，发生率为20%～25%，通常在SRS治疗9～12个月之后脑MRI检查发现，但患者不一定存在症状。该患者在2年内同一部位进行了两次脑射波刀治疗，在第2次治疗21个月之后出现头痛加重，经脑CT、脑MRI和PET/CT等多项检查，明确诊断为脑坏死。2007年，美国德州M. D. 安德森癌症中心首次报道，贝伐珠单抗通过减轻毛细血管渗漏和相关的脑水肿，对治疗放疗后脑坏死有效。该患者经贝伐珠单抗治疗后头痛症状控制，脑MRI显示脑低密度区域缩小。因此由于近年来晚期乳腺癌治疗的进展，患者的生存较过去明显延长，但脑转移的发生率增高，WBRT和SRS的应用增多，临床上所见的放疗后脑坏死的病例也在增多，我们需加强对脑坏死诊断和治疗的认识。

参考文献

1. KENNECKE H, YERUSHALMI R, WOODS R, et al. Metastatic behavior of breast

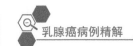
cancer subtypes. J Clin Oncol, 2010, 28（20）: 3271 – 3277.

2. PHILLIPS C, JEFFREE R, KHASRAW M. Management of breast cancer brain metastases: A practical review. Breast, 2017, 31: 90 – 98.

3. MINNITI G, CLARKE E, LANZETTA G, et al. Stereotactic radiosurgery for brain metastases: analysis of outcome and risk of brain radionecrosis. Radiat Oncol, 2011, 6（1）: 48.

4. SNEED P K, MENDEZ J, VEMER – VAN DEN HOEK J G, et al. Adverse radiation effect after stereotactic radiosurgery for brain metastases: incidence, time course, and risk factors. J Neurosurg, 2015, 123（2）: 373 – 386.

5. GONZALEZ J, KUMAR A J, CONRAD C A, et al. Effect of bevacizumab on radiation necrosis of the brain. Int J Radiat Oncol Biol Phys, 2007, 67（2）: 323 – 326.

病例来源：北京大学肿瘤医院

病例整理及分析：冉然

点评专家：姜晗昉

010

乳腺癌胃转移一例

📋 病历摘要

患者女性，66岁。2015年12月4日行左侧乳腺癌改良根治术，2018年5月发现骨转移，2018年12月发现胃、腹膜转移。

患者2015年11月发现左侧乳头内陷，于当地医院行乳腺B超：左乳实性占位1.4 cm×3.2 cm，BIRADS-US 4类，左腋下淋巴结转移可能。乳腺肿物穿刺病理活检：浸润性乳腺癌。临床分期为cT1N＋M0。于2015年12月4日行左侧乳腺癌改良根治术，病理示浸润性小叶癌，肿物3.0 cm×2.0 cm×1.5 cm，脉管内未见确切癌浸润，乳头可见癌细胞浸润，乳腺各切缘及送检胸小肌未见癌浸润，淋巴结转移10/10，免疫组化：ER（3＋，95%），PR（3＋，90%），HER2(＋)，Ki-67（＋，35%）。病理分期：pT2N3。辅助

笔记

化疗：术后行 EC 序贯 T（表柔比星 130 mg d1，环磷酰胺 0.95 g d1 q21d 序贯多西他赛 150 mg d1 q21d）化疗 8 个周期，2016 年 5 月予以辅助放疗 25f，2016 年 7 月至 2018 年 5 月行来曲唑内分泌治疗，2017 年 8 月因 CA153 260 U/mL，PET/CT 未见转移，观察，后 CA153 进行性升高至 660 U/mL，2018 年 5 月骨扫描发现多发骨转移（颈腰椎多椎体、胸骨、双侧锁骨、肩胛骨、多根肋骨、肱骨及股骨）。一线治疗：2018 年 5 月至 2018 年 11 月行氟维司群 0.5 g q28d 内分泌治疗，治疗后 CA153 下降至 100 U/mL。至 2018 年 9 月出现上腹部不适，2018 年 11 月发现 CA153 上升至 300 U/mL，2018 年 12 月 3 日至白求恩第一医院完善全面检查示多发骨转移（双侧肱骨头、肩胛骨、左侧锁骨、胸骨、部分肋骨、胸腰椎），胃壁弥漫略厚，大网膜及肠系膜弥漫增厚转移不除外，腹腔少许积液。胃镜，病理示胃黏膜改变，低分化腺癌。后就诊于我院，病理会诊示（左乳腺）浸润性小叶癌，可见脉管癌栓，乳头可见癌浸润，淋巴结可见癌转移（10/10），免疫组化：ER（强 +90%），PR（-），HER2（-），Ki-67（2%），P120（-）。（胃体）活检：低分化腺癌，免疫组化：ER（+），PR（-），CK（+），GATA3（+），CDX2（-），E-cad（-），Villin（-），CK20（-），CEA（+），CK7（+），结合病史符合乳腺癌转移，考虑疾病进展。二线治疗：2018 年 12 月 28 日至 2019 年 3 月 28 日予以第 1～第 5 个周期脂质体紫杉醇 + 吉西他滨（脂质体紫杉醇 175 mg/m^2，120 mg d1，150 mg d8，吉西他滨 1000 mg/m^2，1.4 g d1，1.6 g d8，q21d）化疗，CA153 明显下降（图 10-1），3 个周期、5 个周期评效 SD（图 10-2，图 10-3），但患者耐受欠佳，第 6 个周期改为单药脂质体紫杉醇（末次用药时间 2019 年 4 月 28 日），后序贯依西美坦内分泌治疗至今。

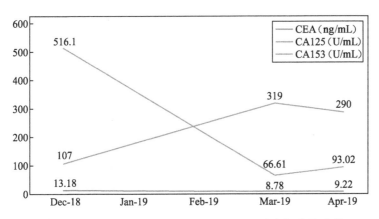

图 10 - 1　2018 年 12 月至 2019 年 4 月肿瘤标志物变化

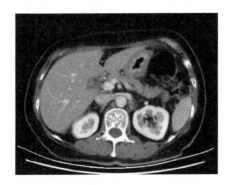

注：胃腔充盈欠佳，胃壁见弥漫性均匀增厚，较厚处约 12 mm，浆膜面较光滑

图 10 - 2　2019 年 3 月腹部 CT

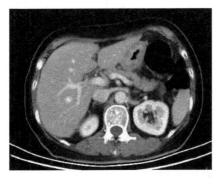

注：胃腔充盈欠佳，胃壁见弥漫性均匀增厚大致同前，较厚处仍约 12 mm，浆膜面较光滑

图 10 - 3　2019 年 4 月腹部 CT

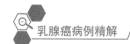 病例分析

　　患者老年女性，左乳浸润性小叶癌术后 pT2N3M0ⅢC 期 Luminal B 型（HER2 阴性）骨、胃、腹膜多发转移。患者术后复发风险高危，术后行标准 EC 序贯 T 辅助化疗 8 个周期后，术后辅助放疗及 AI 药物辅助内分泌治疗，均为目前的标准治疗，辅助内分泌治疗近 2 年时发现多发骨转移。虽然患者仅有骨转移灶，无内脏危象，但是患者内分泌原发耐药，应首选化疗，但患者一线使用氟维司群治疗，6 个月后出现上腹部不适及肿瘤标志物的显著升高。患者完善全面检查示多发骨转移，胃壁弥漫略厚，大网膜及肠系膜弥漫增厚转移不除外。胃镜活检病理示胃体乳腺癌转移，因此二线改为全身化疗。

　　乳腺癌易发生肝、肺、脑等器官转移，也可发生胃肠道、生殖道、眼部等少见部位转移。在胃肠道转移的乳腺癌中，83% 为浸润性小叶癌。因此对于乳腺癌患者，尤其是浸润性小叶癌的患者出现胃部症状的时候，需要进一步的排除胃转移癌的可能。乳腺癌胃转移最常见的表现是皮革胃，癌细胞广泛侵犯黏膜下层和固有肌层，约 50% 病例内镜检查显示，正常或分散的黏膜异常，需要胃壁深层活检，有时候胃镜活检病理显示为印戒样病变，这就需要与乳腺癌原发肿瘤进行病理学对比才能确定，必要时可通过免疫组化来鉴别诊断。治疗上也无特殊模式，主要根据患者的免疫分型来决定。

 病例点评

　　该患者为左乳浸润性小叶癌改良根治术后ⅢC 期（pT2N3M0）

Luminal B 型（HER2 阴性），术后行 EC 序贯 T 化疗共 8 个周期，局部放疗，来曲唑辅助内分泌治疗。患者术后分期晚，高复发风险，虽经规范辅助化疗、放疗和内分泌治疗，仍在术后 2 年内出现骨转移，符合原发性内分泌耐药的定义——术后辅助内分泌治疗 2 年内复发转移。复发转移后在外院选择内分泌治疗，不符合国内外晚期乳腺癌诊治指南与规范，推荐应首选全身化疗。目前 CDK4/6 抑制剂已经在国内上市，如果选用 CDK4/6 抑制剂联合内分泌治疗氟维司群，效果会更好，可能不逊于化疗。

乳腺癌的内脏转移常见部位为肝、肺、脑等器官，消化道（包括胃）转移罕见，发生率不超过 0.3%。有趣的是，发生消化道转移的乳腺癌常是浸润性小叶癌。Taal 等报道了 51 例乳腺癌胃转移，其中 36 例（70.6%）为浸润性小叶癌，胃镜下最常见的表现为皮革样胃。乳腺癌胃转移与原发性胃癌在临床表现、CT、磁共振、胃镜检查、病理镜下形态等均很相似，确诊有赖于免疫组化及临床病史，且需与原发性胃腺癌、淋巴瘤、恶性黑色素瘤、胃肠间质瘤等鉴别。GATA3、GCDFP-15、乳腺球蛋白常作为乳腺源性标志物，其敏感性和特异性有所不同，推荐联合使用。CK7 在乳腺上皮细胞阳性，而在肠道上皮为阴性，CK20 胃肠道上皮阳性而乳腺癌阴性，E-cadherin，通常表达于导管癌而小叶癌阴性，常用于鉴别诊断。乳腺癌胃转移与原发性胃腺癌的治疗与预后大相径庭，明确诊断非常重要。该患者原发灶为 Luminal B 型（HER2 阴性）的浸润性小叶癌，出现骨转移经一线内分泌治疗 3 个月后即出现上腹部不适，但 6 个月后行全面检查，才发现胃壁弥漫略厚，大网膜及肠系膜弥漫增厚转移不除外，腹腔少许积液。胃镜显示皮革样胃，胃病变活检病理提示低分化腺癌，ER、GATA3、CK7 阳性，CK20、E-cadherin 阴性，支持乳腺癌胃转移的诊断。给

笔记

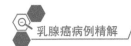

予 TG 方案化疗 5 个周期，紫杉醇单药化疗 1 个周期，疾病稳定，肿瘤标志物明显下降，改为依西美坦内分泌维持治疗，患者疾病已稳定 7 月余。从治疗的反应上看，也支持乳腺癌胃转移的诊断。

参考文献

1. CARDOSO F, SENKUS E, COSTA A, et al. 4th ESO – ESMO International Consensus Guidelines for Advanced Breast Cancer（ABC 4）dagger. Ann Oncol, 2018, 29: 1634 – 1657.

2. 中国抗癌协会乳腺癌专业委员会. 中国抗癌协会乳腺癌诊治指南与规范（2017 年版）. 中国癌症杂志, 2017, 27（9）: 695 – 759.

3. RODRIGUES M V, TERCIOTI – JUNIOR V, LOPES L R, et al. BREAST CANCER METASTASIS IN THE STOMACH: WHEN THE GASTRECTOMY IS INDICATED? Arq Bras Cir Dig, 2016, 29（2）: 86 – 89.

4. ASCH – KENDRICK R, CIMINO – MATHEWS A. The role of GATA3 in breast carcinomas: a review. Hum Pathol, 2016, 48: 37 – 47.

5. SANGOI AR, SHRESTHA B, YANG G, et al. The Novel Marker GATA3 is Significantly More Sensitive Than Traditional Markers Mammaglobin and GCDFP15 for Identifying Breast Cancer in Surgical and Cytology Specimens of Metastatic and Matched Primary Tumors. Appl Immunohistochem Mol Morphol, 2016, 24（4）: 229 – 237.

6. SHAOXIAN T, BAOHUA Y, XIAOLI X, et al. Characterisation of GATA3 expression in invasive breast cancer: differences in histological subtypes and immunohistochemically defined molecular subtypes. J Clin Pathol, 2017, 70: 926 – 934.

病例来源：北京大学肿瘤医院

病例整理及分析：冉然

点评专家：姜晗昉

011
晚期三阴性乳腺癌的
内科治疗一例

病历摘要

患者女性，54岁，2010年11月22日行右乳腺癌改良根治术，2015年2月2日发现肺转移。

患者2010年发现右侧乳腺外上象限1个肿物，2 cm，质硬，活动度差，局部皮肤无改变，乳头无溢血，溢液。2010年11月就诊于北京大学第三医院。完善影像学检查，考虑为右侧乳腺癌，于2010年11月22日行右乳腺癌改良根治术，术后病理示浸润性导管癌，组织学评分3+2+1=6分，中分化，未见脉管内癌栓，癌灶最大径1.9 cm，乳头、乳晕及基底未见癌。（右腋窝）淋巴结0/35，病理分期 pT1N0M0 ⅠA期。免疫组化：ER（-），PR（-），

Cer-B2（2＋），FISH 未见 HER2 基因扩增，Ki-67（10%＋）。术后
辅助化疗行 EC 序贯 T 化疗各 4 个周期。术后未行放疗及内分泌治
疗，后规律复查。2012 年发现肺内小结节，未予处理。2015 年 2
月 2 日复查胸 CT 示双肺多发结节，最大者位于右中叶，直径约
1.6 cm。考虑双肺转移（图 11 – 1）。于 2015 年 3 月 12 日入组
CABC001 研究，随机入 T 序贯 G 组，一线于 2015 年 3 月 12 日开始

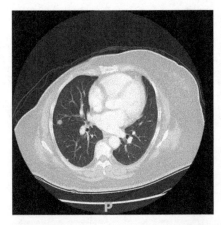
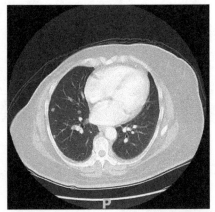
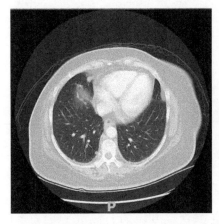
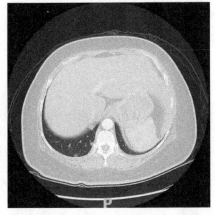

　　注：双肺多发结节，最大者位于右中叶，直径约 1.6 cm。2015 年 4 月 18 日
2 个周期紫杉醇单药治疗后评效 PR。双肺多发微小结节，右肺为主，较大约
11 mm（IM28），部分与胸膜关系密切。纵隔、双肺门、锁骨上区及双腋下未见
肿大淋巴结。右侧胸膜增厚，双侧未见胸水征象。扫及胸廓诸骨未见明确破坏
征象

图 11 – 1　外院基线 2015 年 2 月 2 日胸部 CT

笔记

4 个周期紫杉醇单药治疗，具体：紫杉醇 80 mg/m^2，120 mg d1，150 mg d8，q21d。2 个周期、4 个周期评效 PR（图 11 - 2）。于 2015 年 6 月 3 日检测 *BRCA* 示 *BRCA2* 突变型。于 2015 年 8 月 12 日序贯 4 个周期吉西他滨单药治疗，具体：吉西他滨 1000 mg/m^2，1.6 g d1，d8，q21d。2 个周期、4 个周期评效维持 PR（肺部病灶继续缩小）。于 2015 年 8 月 26 日开始 13 个周期紫杉醇一线维持治疗，具体：紫杉醇 80 mg/m^2，150 mg d1，120 mg d8，q21d。2 个周期、4 个周期评效维持 PR（双肺多发转移结节同前）。第 5 个周期

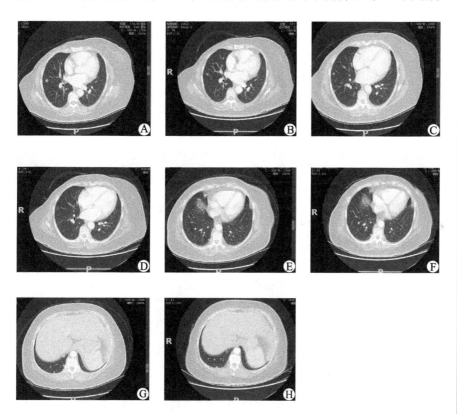

注：2015 年 5 月 27 日对比 2015 年 4 月 18 日胸 CT（A、C、E、G：治疗 2 个周期；B、D、F、H：右侧为治疗 4 个周期）双肺多发转移结节部分略缩小，原较大约 11 mm，现约 8 mm（IM26），部分与胸膜关系密切。纵隔、双肺门、锁骨上区及双腋下未见肿大淋巴结。右侧胸膜增厚，双侧未见胸水征象。扫及胸廓诸骨未见明确破坏征象

图 11 - 2　4 个周期紫杉醇治疗后肿瘤明显缓解

改为28天方案紫杉醇维持治疗，具体：紫杉醇80 mg/m^2，150 mg d1、120 mg d8，q28d，6个周期、8个周期后评效维持PR。于2016年3月3日起化疗时间延长6周1次，C9～C12周期紫杉醇维持治疗，10个周期治疗病灶稳定，12个周期治疗后病灶稳定（增大2 mm），13个周期后病灶继续增大，疗效评效PD（图11-3）。于2016年10月11日签署知情，入组氟唑帕利（PARP抑制剂）在晚期实体瘤患者中的耐受性及药代动力学I期临床试验。于2016年11月11日行氟唑帕利160 mg qd治疗，每2个周期评效SD（图11-4），14

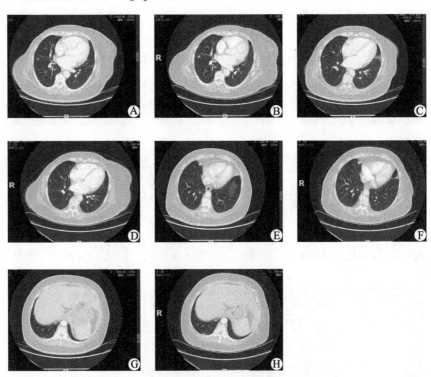

注：2016年10月19日对比2016年6月7日胸部CT（A、C、E、G：10个周期；B、D、F、H：13个周期）纵隔、双肺门、锁骨上区及左腋下未见肿大淋巴结。双肺多发结节较前增大，较大者仍位于右上叶间胸膜下，现约10 mm×6 mm（IMA30），原约7 mm×5 mm（IM30）。双肺未见新增结节和实变影。右侧叶间胸膜小结节同前，双侧未见胸水。胸11-12椎体后缘后纵韧带钙化伴骨性椎管狭窄同前。余胸廓诸骨未见明确破坏征象

图11-3 13个周期紫杉醇治疗后疾病进展

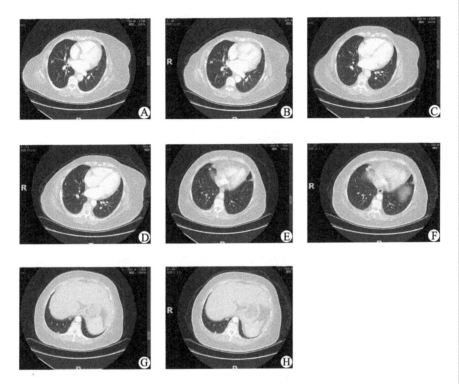

注：2017年1月2日对比2016年10月19日胸CT（A、C、E、G：治疗前；B、D、F、H：2个周期）纵隔、双肺门、锁骨上区及左腋下未见肿大淋巴结。双肺多发结节大部分较前稍饱满，如现约13 mm×10 mm者，原约10 mm×8 mm。右侧叶间胸膜小结节同前，双侧未见胸水。胸11-12椎体后缘后纵韧带钙化伴骨性椎管狭窄同前。余胸廓诸骨未见明确破坏征象

图11-4　二线氟唑帕利治疗2个周期后评效SD

个周期后出现进展（双肺转移较前增大）（图11-5），末次用药时间2017年12月6日。于2017年12月15日始行三线顺铂方案化疗8个周期，具体：顺铂75 mg/m²，70 mg d1，60 mg d2，q21d，3、6个周期化疗后评效：缩小SD（图11-6），2018年6月29日行第9个周期顺铂化疗，患者行顺铂输注时出现过敏症状，给予地塞米松等对症处理后不适症状好转。于2018年7月2日开始行2个周期卡培他滨维持化疗，具体：卡培他滨1000 mg/m²，1.5 g，bid po d1～d14，q21d。2个周期评效PD（图11-7）。于2018年8月20日签

署知情同意入组 GT0918-CN-2001 普克鲁胺（雄激素受体拮抗剂）Ⅰb 期临床研究，于 2018 年 9 月 6 日始予四线普克鲁胺片 200 mg qd 内分泌治疗至今，2 个周期评效缩小 SD（双肺多发转移结节部分较前缩小，较大者原约 19 mm×17 mm，现约 17 mm×13 mm）（图 11-8），4 个周期、6 个周期评效继续缩小 SD（图 11-9），8 个周期评效增大 SD（双肺多发转移结节部分增大，原约 11 mm×8 mm，现约 14 mm×10 mm，部分同前）。末次随访 2019 年 5 月 13 日，诉疼痛、体力较前好转，止痛药减量。

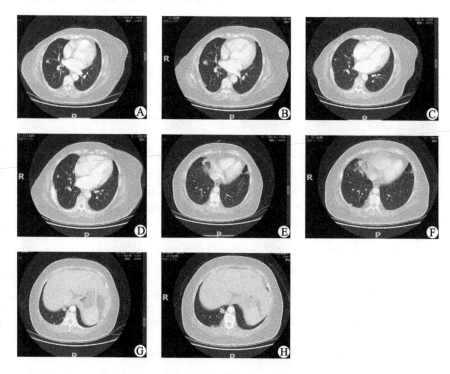

注：2017 年 11 月 30 日对比 2017 年 4 月 20 日胸 CT（A、C、E、G：6 个周期；B、D、F、H：14 个周期）纵隔、肺门、腋窝、锁骨上及内乳区未见肿大淋巴结。双肺多发转移结节部分较前增大，原较大约 13 mm×10 mm（IM44），现约 19 mm×17 mm（IM43）。右侧叶间胸膜小结节同前，双侧未见胸水征象。胸 11-12 椎体后缘后纵韧带钙化伴骨性椎管狭窄同前。右侧第 8 侧肋骨病理性骨折改变同前（IM31）。余扫及诸骨未见破坏征象

图 11-5 14 个周期氟唑帕利治疗后评效为 PD

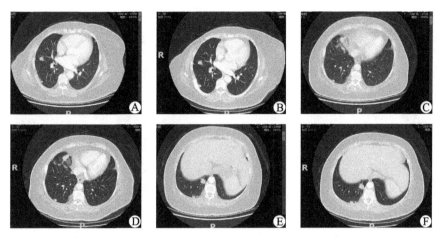

注：2018 年 2 月 13 日对比 2017 年 11 月 30 日胸部 CT（A、C、E：治疗前；B、D、F：3 个周期）纵隔、肺门、腋窝、锁骨上及内乳区未见肿大淋巴结。双肺多发转移结节较前相仿，较大约 19 mm×17 mm（IM8、IM43）。右侧叶间胸膜小结节同前，双侧未见胸水征象。胸 11-12 椎体后缘后纵韧带钙化伴骨性椎管狭窄同前。右侧第 8 侧肋骨病理性骨折改变较前明显（IM30）。余扫及诸骨未见骨质破坏征象

图 11-6　三线顺铂治疗 3 个周期评效缩小 SD

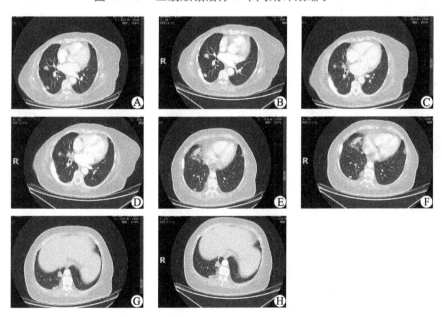

注：2018 年 8 月 29 日对比 2018 年 7 月 19 日胸部 CT（A、C、E、G：1 个周期；B、D、F、H：2 个周期）纵隔、肺门、腋窝、锁骨上及内乳区未见肿大淋巴结。双肺多发转移结节普遍较前增大，较大者原约 19 mm×17 mm（IM43），现约 22 mm×17 mm（IM43）。右侧叶间胸膜小结节较前稍增大，双侧未见胸水征象。胸 11-12 椎体后缘后纵韧带钙化伴骨性椎管狭窄同前。右侧第 8 侧肋骨病理性骨折改变同前（IM30）。余扫及诸骨未见骨质破坏征象

图 11-7　8 个周期顺铂 +2 个周期卡培他滨治疗后评效 PD

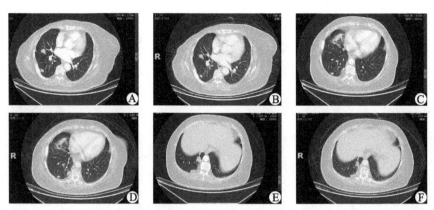

注：2018年10月26日对比2018年8月29日胸部CT（A、C、E：治疗前；B、D、F：2个周期）纵隔、肺门、腋窝、锁骨上及内乳区未见肿大淋巴结。双肺多发转移结节部分较前缩小，较大者原约19 mm×17 mm，现约17 mm×13 mm（IM40），部分同前。右侧叶间胸膜小结节较前稍增大，双侧未见胸水征象。胸11-12椎体后缘后纵韧带钙化伴骨性椎管狭窄同前。右侧第8肋骨病理性骨折同前（IM28）

图11-8　四线普克鲁胺治疗2个周期评效缩小SD

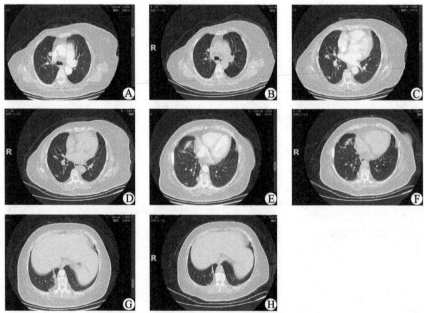

注：2019年2月15日对比2018年12月21日胸部CT（A、C、E、G：4个周期；B、D、F、H：6个周期）纵隔、肺门、腋窝、锁骨上及内乳区未见肿大淋巴结。双肺多发转移结节部分较前缩小，原约15 mm×9 mm（IM41）者，现约13 mm×7 mm（IM43）；原约14 mm×11 mm（IM19）者，现约11 mm×8 mm（IM20）；部分同前。右侧叶间胸膜小结节大致同前，双侧未见胸水征象。胸11-12椎体后缘后纵韧带钙化伴骨性椎管狭窄同前。右侧第8肋骨骨质破坏同前（IM30）

图11-9　6个周期评效继续缩小SD

笔记

病例分析

患者中年女性，右乳腺癌改良根治术后 pT1N0M0 ⅠA 三阴性，肺转移，术后复发风险中危，行标准 EC 序贯 T 辅助化疗 8 个周期后规律随访，术后 5 年出现双肺转移。对于复发一线的三阴性乳腺癌，目前的标准治疗仍为化疗。患者符合一项关于单药序贯对比联合化疗的临床研究，随机分到单药序贯化疗组，治疗期间疾病控制达到 PR，且耐受性可，一线 PFS 时间近 20 个月。且在治疗期间患者进行了 *BRCA* 基因的检查，显示 *BRCA2* 基因存在致病突变。

对于三阴性乳腺癌的二线治疗，目前也没有标准的治疗方案。根据 TNT 研究，我们知道存在 *BRCA* 致病突变的患者，卡铂的疗效是优于多西他赛的。但是 PARP 酶抑制剂奥拉帕尼的出现，显示出该类药物在 *BRCA* 突变患者中的显著疗效。因此患者入组了国产 PARP 酶抑制剂氟唑帕利的Ⅰ期临床研究，治疗期间耐受性好，PFS 时间也达到了 14 个月。

三线治疗的选择则基于患者 *BRCA* 突变和 TNT 研究的结果，选择了顺铂方案的单药化疗，结果显示了 *BRCA* 突变患者对铂类药物的敏感性，患者治疗期间持续获益，至 9 个周期的时候出现了顺铂的过敏反应。铂类药物的过敏反应是和累计剂量相关的一种毒副反应，且在 *BRCA* 突变患者中发生率更高，出现后再次使用铂类药物过敏反应会加重，因此改用了卡培他滨口服维持治疗。卡培他滨 2 个周期后患者疾病进展，PFS 时间 8 个月。

四线的治疗选择是基于另外一项关于抗雄激素受体药物恩杂鲁

笔记

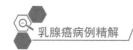

胺在 AR 阳性的三阴性乳腺癌的临床研究，该试验显示部分 AR + 的患者可以从抗雄激素受体治疗中获益。由于患者的 AR 表达阳性，参加了一项国产的抗雄激素受体药物普克鲁胺的 I 期临床研究，目前已治疗 8 个月，评效 SD，患者耐受性好，目前仍在试验组中继续治疗。

对于三阴性乳腺癌，除了化疗以外，目前没有标准的治疗方法，但关于三阴性乳腺癌的临床研究也比较多，新的药物和新的治疗策略给了部分三阴性乳腺癌患者更好的机会。因此 NCCN 等众多指南均指出，对于没有标准治疗方案的患者，可考虑参加临床研究。

病例点评

三阴性乳腺癌是指雌激素受体、孕激素受体和 HER2 均为阴性的乳腺癌，占所有乳腺癌的 15% 左右。TNBC 预后差，远处转移和死亡的风险高，特别在随访的术后 3 ~ 5 年期间，晚期 TNBC 化疗的中位 OS 为 9 ~ 12 个月。该患者发病年龄为 50 岁，术后病理分期为 I A 期（pT1cN0M0），组织学分级 II 级，Ki-67 约（10% +），属于中复发风险，尽管经过标准的 EC 序贯 T 共 8 个周期的辅助化疗，但是 DFS 仍低于 5 年，出现内脏（肺）的转移，印证了 TNBC 恶性度高，预后差。该患者复发转移后行基因检测显示，*BRCA2* 基因存在致病突变。

对于三阴性晚期乳腺癌的一线治疗，国际各大指南推荐使用化疗，但无最佳药物。对于 *BRCA1/BRCA2* 突变的晚期 TNBC 患者，TNT 研究证实卡铂疗效优于多西他赛。而含铂方案是否能取得更好的疗效呢？TnACity 研究结果显示，白蛋白结合紫杉醇联合卡铂治疗晚期 TNBC，与白蛋白结合紫杉醇联合吉西他滨或吉西他滨联合卡铂相比，PFS 显著延长（8.3 个月 *vs.* 5.5 个月 *vs.* 6.0 个月）。中国的 CBCSG006 研究证实，吉西他滨联合顺铂对于晚期 TNBC 也是一种很好的选择。该患者复发转移一线治疗，参与了我科一项关于紫杉醇序贯吉西他滨单药序贯对比紫杉醇联合吉西他滨联合化疗的临床研究，随机分到单药序贯化疗组，PFS 近 20 个月。三线治疗选择顺铂单药化疗 8 个周期，序贯卡培他滨维持治疗 2 个周期，出现疾病进展，PFS 为 8 个月，可以看到化疗发挥了很好的抗肿瘤作用。

但 TNBC 从基因表达谱分析上看，是由不同基因表达谱组成的一大群异质性肿瘤。按照其基因表达谱差异可以分为 6 个亚型：基底样 1 型（basal-like 1，BL1）、基底样 2 型（basal-like 2，BL2）、免疫调节型（immunomodulatory，IM）、间充质样细胞型（mesenchymal，M）、间充质样干细胞型（mesenchymal stem-like，MSL）、腔面雄激素受体型（luminal androgen receptor，LAR）。近年来对晚期 TNBC 治疗研究的焦点主要集中在分子靶向药物上。针对 *BRCA* 突变的TNBC，2018 年美国食品药品监督管理局（Food and Drug Administration，FDA）基于 OlympiAD 研究结果，批准聚腺苷二磷酸核糖聚合酶（poly ADP – ribose polymerase，PARP）抑制剂奥拉帕尼，用于治疗 *BRCA* 突变的 HER2 阴性转移性乳腺癌。国产的 PARP 抑制剂也已经进入临床研究阶段。此外，近期发表的抗雄激素受体抑制剂恩杂鲁胺治疗雄激素受体阳性（AR＋）的三阴性乳腺癌Ⅱ期临床研究显示，恩杂鲁胺在晚期 AR＋三阴性乳腺癌患者中有活性，

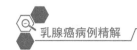
提示恩杂鲁胺可能代表了三阴性乳腺癌患者的治疗新选择，支持进一步的研究。该患者在二线治疗阶段参加了国产 PARP 抑制剂的 Ⅰ期临床研究，PFS 14 个月。在四线治疗阶段参加了国产雄激素受体拮抗剂 Ⅰ 期临床研究，已经治疗 8 个月，疾病稳定。

　　该患者复发转移后的治疗经过很好地反映了，目前晚期 TNBC 的治疗现状和对 TNBC 治疗研究的焦点主要集中在分子靶向药，有望为晚期 TNBC 患者提供更多的治疗选择机会，提高治愈率，延长生存时间。该患者从多项临床研究中获益，自复发转移后至今已存活 4 年余。因此推荐晚期 TNBC 患者积极参与临床研究。

参考文献

1. COOMBES R C. Triple – negative breast cancer：therapeutic options. Lancet Oncol，2007，8（3）：235 – 244.

2. DENT R，TRUDEAU M，PRITCHARD K I，et al. Triple – negative breast cancer：clinical features and patterns of recurrence. Clin Cancer Res，2007，13（15）：4429 – 4434.

3. TUTT A，TOVEY H，CHEANG M C U，et al. Carboplatin in BRCA1/2 – mutated and triple – negative breast cancer BRCAness subgroups：the TNT Trial. Nat Med，2018，24：628 – 637.

4. YARDLEY D A，COLEMAN R，CONTE P，et al. nab – Paclitaxel plus carboplatin or gemcitabine versus gemcitabine plus carboplatin as first – line treatment of patients with triple – negative metastatic breast cancer：results from the tnAcity trial. Ann Oncol，2018，29：1763 – 1770.

5. ZHANG J，LIN Y，SUN X J，et al. Biomarker assessment of the CBCSG006 trial：a randomized phase Ⅲ trial of cisplatin plus gemcitabine compared with paclitaxel plus gemcitabine as first – line therapy for patients with metastatic triple – negative breast cancer. Ann Oncol，2018，29：1741 – 1747.

6. ROBSON M, IM S A, SENKUS E, et al. Olaparib for Metastatic Breast Cancer in Patients with a Germline BRCA Mutation. N Engl J Med, 2017, 377: 523 – 533.

7. TRAINA T A, MILLER K, YARDLEY D A, et al. Enzalutamide for the Treatment of Androgen Receptor – Expressing Triple – Negative Breast Cancer. J Clin Oncol, 2018, 36: 884 – 890.

病例来源：北京大学肿瘤医院

病例整理及分析：冉然

点评专家：姜晗昉

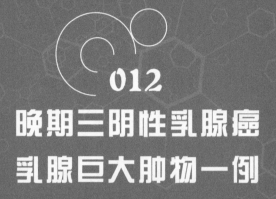

012
晚期三阴性乳腺癌
乳腺巨大肿物一例

病历摘要

　　患者女性，53 岁，2012 年确诊左侧乳腺癌，2013 年 6 月发现多发淋巴结转移。

　　患者 2012 年发现左乳腺外上象限 1 个肿物，大小 2 cm，质硬，活动度差，2012 年 4 日于当地医院行左侧乳腺肿物病灶穿刺病理示浸润性导管癌，免疫组化：ER（－）、PR（－）、HER2（－）。患者拒绝手术，肿物逐渐增大，表面局部出血。2013 年 5 月 23 日于中国医学科学院肿瘤医院行胸腹盆 CT 示，左乳肿物约 12.5 cm × 18.0 cm，双腋下肿大淋巴结，少量胸腔积液，心包积液及盆底积液。2013 年 6 月 28 日于家中无明显诱因晕倒，查 HGB 31 g/L，输血后 HGB 66 g/L。2013 年 7 月 2 日入我科（图 12 -1A），结合 PET/CT 检

笔记

78

查，诊断为"左乳浸润性导管癌Ⅳ期（cT4N1M1），左锁骨区、双腋窝、左内乳区、左胸肌间、剑突左前壁皮下淋巴结转移，左颈部淋巴结转移，双侧胸腔积液，心包积液，腹盆腔积液"。自 2013 年 7 月 11 日行贝伐珠单抗联合紫杉醇方案化疗 4 个周期，具体：紫杉醇 80 mg/m²，120 mg d1，d8，q21d；贝伐珠单抗 7.5 mg/kg，400 mg d1，q14d，辅以对症引流左侧胸腔积液。化疗后胸壁肿物较前明显缩小，出现骨髓抑制Ⅱ度，高血压Ⅰ度，蛋白尿 1+，对症治疗后恢复。之后患者未进一步治疗，病灶较前进一步增大，2013 年 11 月 26 日出现高热（最高 39 ℃），胸壁肿物局部培养示绿脓杆菌，予抗感染治疗后好转。自 2013 年 12 月 18 日行多西他赛 + 贝伐珠单抗化疗 2 个周期，具体：多西他赛 35 mg/m²，60 mg d1，d8，q21d + 贝伐珠单抗 7.5 mg/kg，400 mg d1，q14d。2 个周期后评效增大 SD（浅表淋巴结稳定、自诉左乳肿物增大，治疗前左乳肿物无基线检查）。自 2014 年 2 月 9 日行卡铂 + 贝伐珠单抗方案化疗 6 个周期，具体：卡铂 AUC = 4，550 mg d1，q21d + 贝伐珠单抗 7.5 mg/kg 400 mg d1，q14d，6 个周期化疗后评效 PR（左乳肿物及左腋下淋巴结共缩小 50.3%，图 12 - 1B），骨髓抑制Ⅲ度，予对症支持并暂停化疗。考虑患者应用卡铂后骨髓抑制重，持续时间长，自 2014 年 7 月 22 日改为顺铂联合贝伐珠单抗治疗 1 个周期，具体：顺铂 70 mg/m²,50 mg d1，d2，q21d + 贝伐珠单抗 7.5 mg/kg，400 mg d1，q14d。自觉胸壁病变较前有进展趋势，自 2014 年 8 月 11 日应用依西美坦联合贝伐珠单抗治疗 2 周，胸壁肿物较前增大，于某医院完成胸壁局部放疗。自 2014 年 12 月 2 日行脂质体阿霉素 + 贝伐珠单抗方案化疗 1 个周期，具体：脂质体阿霉素 25 mg/m²，40 mg d1，d15，q28d + 贝伐珠单抗 7.5 mg/kg，400 mg d1，q14d。患者因个人原因要求口服用药，自 2014 年 12 月 24 日改为口服希罗达化疗，具体：希罗达 1.0 g bid d1 ~ d14，q21d，同时贝伐珠单抗 400 mg q14d 维持治疗。2015 年 6 月评效缩小 SD（破溃持续好转、淋巴结略缩小或稳定，图 12 - 1C）。2015 年 10 月因持续骨髓抑制大于 I 度及胃部不适，自行停用希罗达，末次贝伐珠单抗治疗 2015 年 10 月 28 日。之后服用中药治疗。2015 年 12 月发现右侧腋下淋巴结肿大，2016 年 1 月左乳胸壁破溃渐进加重、左侧锁骨上出现新发包块。2016 年 1 月 20 日行贝伐珠单抗 0.4 g，1 次。患者多线治疗后再次进展，2016 年 1 月 29 日入组"氟唑帕利胶囊在晚期实体瘤患者中的耐受性及药代动力学 I 期临床研究"，自 2016 年 2 月 29 日开始行氟唑帕利治疗，2016 年 5 月 25 日评效为肿物缩小的 SD，2016 年 6 月 2 日评效 PD。考虑既往贝伐珠单抗获益，自 2016 年 6 月 29 日予贝伐珠单抗联合吉西他滨化疗 3 个周期，具体：贝伐珠单抗 7.5 mg/kg，400 mg d1，q14d，吉西他滨 1000 mg/m²，1600 mg d1，d8，q21d。3 个周期后评效 PD（右腋窝淋巴结较前增大，左侧胸壁破溃面积较前增大），自 2016 年 9 月 21 日开始口服阿帕替尼 0.5 g qd，2016 年 10 月 11 日因腹泻、呕血、中度贫血停用阿帕替尼。自 2016 年 11 月 30 日予 SHR3680（恩杂鲁胺类似物）80 mg qd 联合贝伐珠单抗 7.5 mg/kg，300 mg d1、400 mg d15，q28d 治疗 2 个周期，之后出现胸壁新发肿物，停用 SHR3680，继续单药贝伐珠单抗第 3 个周期治疗。之后未随诊。

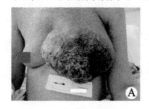 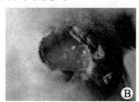 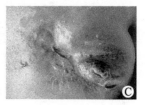

注：A：治疗前，拍摄于 2013 年 7 月 10 日；B：治疗后，拍摄于 2014 年 4 月 15 日；C：治疗后，拍摄于 2015 年 5 月 7 日

图 12 - 1　患者胸壁表面肿物

病例分析

患者中年女性，乳腺浸润性导管癌Ⅳ期，三阴性，胸壁转移，多线化疗及靶向治疗联合贝伐珠单抗治疗，OS 时间长达 3 年余。

乳腺癌患者在初诊时即可表现为胸壁受累，乳腺癌转移至胸壁表面皮肤的发病率是 23.9% 。三阴性乳腺癌是乳腺癌中一种高度侵袭性和转移性的类型，尽管近十年乳腺癌的治疗有了显著的进展，三阴性乳腺癌的治疗仍然是一个挑战。因为缺乏能被识别的分子靶点使得三阴性乳腺癌成为医学上极具挑战性的难题。血管内皮生长因子（vascular endothelial growth factor，VEGF）被认为是人类癌症中主要的血管生成因子。VEGF 表达的升高能够促进肿瘤的生长、侵袭和转移。与非三阴性乳腺癌相比，三阴性乳腺癌中 VEGF 的水平有显著的升高。抑制 VEGF 可以逆转人类三阴性乳腺癌细胞中增强的迁徙和侵袭能力。这些结果表明抗血管生成可能是三阴性乳腺癌一种新的治疗方式。

贝伐珠单抗是针对 VEGF 的靶向药物，在乳腺癌中被广泛研究。我们之前的研究表明，贝伐珠单抗联合化疗可以显著提高 HER2 阴性进展期乳腺癌的病理缓解率。有荟萃分析发现，贝伐珠单抗联合化疗可以大幅改善进展期乳腺癌的 PFS。E2100 研究也表明紫杉醇联合贝伐珠单抗可以显著延长 PFS，同时耐受性好。BEATRICE Ⅲ期研究评估贝伐珠单抗在早期三阴性乳腺癌中的疗效，结果表明 OS 并没有明显获益。但 BEATRICE 研究的进一步亚组分析表明贝伐珠单抗联合化疗相对单独化疗在血浆血管内皮生长因子受体-2（vascular endothelial growth factor receptor-2，VEGFR-2）水平上高的三阴性乳腺癌患者中存在优势。RIBBON-2 研究的亚组

笔记

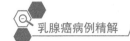

分析表明贝伐珠单抗联合二线化疗可能对于三阴性乳腺癌有益。虽然贝伐珠单抗在所有乳腺癌人群中的疗效仍不十分清楚，但我们的研究表明，有一些乳腺癌的亚组人群使用贝伐珠单抗可能会收到有益的疗效。贝伐珠单抗治疗胸壁皮肤病灶的机制仍不十分清楚，但几项研究表明贝伐珠单抗可能存在一种靶向至皮肤病灶的机制。乳腺癌的皮肤转移被检测出有雄激素受体水平的升高，而雄激素在小鼠中被表明可以作用于乳腺癌的转移，促进血管生成，同时可以促进促血管因子包括 VEGF 的释放。

病例点评

该患者首诊时左乳肿物 2 cm，肿物穿刺活检病理显示浸润性导管癌，ER(−)，PR(−)，HER2(−)。明确诊断后患者拒绝治疗，左乳肿物生长迅速，13 个月后增大至巨大肿物，大小约 12.5 cm × 18.0 cm，肿物表面出现巨大破溃，并远处转移。肿瘤破溃处长期渗血，重度贫血，导致患者晕厥就医。该患者的疾病进程体现了 TNBC 的高度侵袭性和转移性。对于晚期 TNBC 的治疗目的是保证患者生活质量基础上，控制肿瘤减轻症状，延长肿瘤控制时间和可能的情况下延长患者的生存时间。该患者处于重度贫血，输血后 HGB 升至 66 g/L。临床上常规 HGB ≥ 90 g/L 才行全身化疗，但根据患者的贫血是巨大肿瘤出血造成，若要减少肿瘤出血，改善贫血程度，根本在于有效的抗肿瘤治疗。从患者的治疗反应看，该患者从治疗中明显获益，肿瘤明显缩小，肿瘤破溃面缩小，出血量显著减少，生活质量明显提高，存活时间已经超过 3 年。

晚期 TNBC 的治疗仍是临床上的一大难题。贝伐珠单抗，是一种重组人源化免疫球蛋白 G1（Immunoglobulin G1，IgG1）单克隆抗体，结合 VEGF-A，抑制其与 VEGFR-2 结合，从而抑制 VEGF 的作用，达到抑制肿瘤血管生成、生长及转移的作用。贝伐珠单抗联合化疗一线治疗晚期乳腺癌的几项大型临床研究均显示，贝伐珠单抗联合不同化疗均使得 TNBC 亚组的 PFS 显著延长，耐受性好。但是由于在总生存上没有明显获益，美国 FDA 撤回了贝伐珠单抗用于晚期乳腺癌的适应证。在临床工作中我们遇到一些患者，常规的治疗效果差，加贝伐珠单抗后，部分患者得到了很好的疗效，特别是对胸壁转移的患者疗效显著，此患者从持续的贝伐珠单抗抗血管生成治疗中获益。因此，抗血管治疗在晚期三阴性乳腺癌的治疗值得进一步探索。

针对 *BRCA* 突变的 TNBC，2018 年美国 FDA 基于 OlympiAD 研究结果，批准 PARP 抑制剂奥拉帕尼，用于治疗 *BRCA* 突变的 HER2 阴性转移性乳腺癌。国产的 PARP 抑制剂也已经进入临床研究阶段，该患者参加了国产 PARP 抑制剂氟唑帕利的 I 期临床研究，疾病稳定 4 个月。此外，近期发表的抗雄激素受体抑制剂恩杂鲁胺治疗雄激素受体阳性（AR +）的三阴性乳腺癌 II 期临床研究显示，恩杂鲁胺在晚期 AR + 三阴性乳腺癌患者中有活性，提示恩杂鲁胺可能代表了 TNBC 患者的治疗新选择，支持进一步的研究。患者自行采用了恩杂鲁胺类似物联合贝伐珠单抗，2 个月疾病进展。对于晚期 TNBC 的治疗仍是临床上的难题，鼓励患者积极参加新药的临床研究。

参考文献

1. FERRARA N, KERBEL R S. Angiogenesis as a therapeutic target. Nature, 2005, 438 (7070): 967 – 974.

2. GRAY R, BHATTACHARYA S, BOWDEN C, et al. Independent review of E2100: a phase III trial of bevacizumab plus paclitaxel versus paclitaxel in women with metastatic

笔记

breast cancer. J Clin Oncol, 2009, 27 (30): 4966 – 4972.

3. MILES D W, CHAN A, DIRIX L Y, et al. Phase Ⅲ study of bevacizumab plus docetaxel compared with placebo plus docetaxel for the first – line treatment of human epidermal growth factor receptor 2 – negative metastatic breast cancer. J Clin Oncol, 2010, 28 (30): 3239 – 3247.

4. BRUFSKY A. RIBBON – 1: Randomized, Double – Blind, Placebo – Controlled, Phase Ⅲ Trial of Chemotherapy With or Without Bevacizumab for First – Line Treatment of Human Epidermal Growth Factor Receptor 2 – Negative, Locally Recurrent or Metastatic Breast Cancer. Breast Diseases: A Year Book Quarterly, 2011, 22 (4): 412 – 413.

5. MACKEY J R, KERBEL R S, GELMON K A, et al. Controlling angiogenesis in breast cancer: a systematic review of anti – angiogenic trials. Cancer Treat Rev, 2012, 38 (6): 673 – 688.

6. TRAINA T A, MILLER K, YARDLEY D A, et al. Enzalutamide for the Treatment of Androgen Receptor – Expressing Triple – Negative Breast Cancer. J Clin Oncol, 2018, 36 (9): 884 – 890.

病例来源：北京大学肿瘤医院

病例整理及分析：冉然

点评专家：姜晗昉

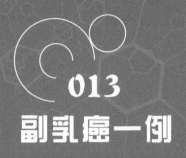

013
副乳癌一例

病历摘要

患者女性，30岁，未婚未孕。2014年5月27日入院。

主诉： 发现右腋下肿物2个月，外院开放活检诊断副乳癌24天。

现病史： 患者2个月前无意中发现右侧腋下肿物，外院查乳腺彩超提示，右腋窝皮下软组织内1.9 cm×2.0 cm×1.4 cm低回声结节，边界清楚，形态欠规则，内回声不均，未见血流。双侧乳腺未见明确结节，双侧腋下未见明显肿大淋巴结。遂行开放活检，病理提示部分为黏液癌，部分符合副乳腺组织伴腺病。免疫组化：ER（90%＋），PR（90%＋），HER2（少数细胞＋），Ki-67（50%）。后就诊于我院，行病理会诊提示乳腺（或副乳）黏液癌，本院免疫组化 ER（强 + ＞75%），PR（中强 + ＞75%），HER2（－），Ki-67（25%～50%）。

既往史：对青霉素过敏，其他无特殊。

月经婚育史：10 岁月经初潮，5 天/30 天，2014 年 5 月 1 日末次月经。未婚，孕 0 产 0。

家族史：祖母患子宫体癌。

体格检查

生命体征平稳，头颈、心肺、腹盆、四肢及神经脊柱查体均未见异常。双乳、左腋窝及双侧锁骨上区未见异常。右腋窝可见约 4 cm 手术瘢痕，间断缝合。拆线后伤口裂开，内可见少量脓性分泌物。局部稍红肿，皮温不高，无压痛。

辅助检查

钼靶 2014 年 5 月 7 日（图 13 – 1）：双乳多量腺体型，呈片絮状及结节状不均匀分布。右乳头后区偏外象限结节样高密度，边界遮蔽显示不清，斜位未见确切显示，右乳晕皮肤稍厚。左乳见点状钙化，未见肿块、腺体结构扭曲及可疑微钙化。右腋下见团片状密度增高区，境界不清。

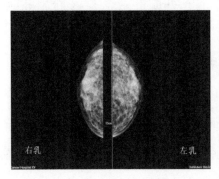
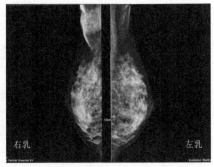

图 13 – 1　钼靶：右腋下团片状高密度部分显示

乳腺增强核磁 2014 年 6 月 3 日（图 13 – 2）：双乳致密型腺

体，可见背景强化。（矢状位）右侧腋窝可疑团片状异常强化，余双乳腺体内未见明显占位征象及异常强化灶。双乳皮肤未见增厚，乳头未见凹陷。余扫及双侧腋窝及内乳区未见明显肿大淋巴结。

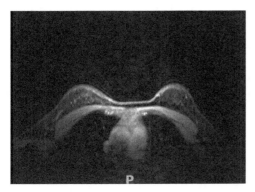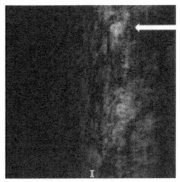

图 13 - 2　乳腺增强核磁

胸片、腹部超声、盆腔超声：未见全身转移。

病理会诊（图 13 - 3）：乳腺（或副乳）黏液癌，本院免疫组化 ER（强 + ＞75％），PR（中强 + ＞75％），HER2（ - ），Ki-67（25％~50％）。

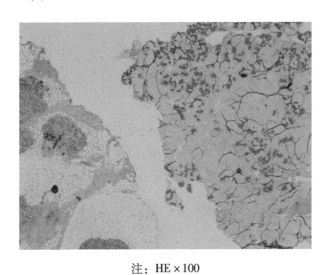

注：HE×100

图 13 - 3　腋窝肿物切除活检病理

诊断

右侧副乳癌。

诊断依据

患者年轻女性，以右侧腋窝肿物为主要表现。活检前超声提示右腋窝皮下软组织内低回声结节，边界清楚，形态欠规则，内回声不均，内未见血流。双侧乳腺未见明确结节，双侧腋下未见明显肿大淋巴结。开放活检病理提示部分为黏液癌，部分符合副乳腺组织伴腺病。考虑副乳癌诊断明确。

鉴别诊断

患者病理学已确诊为黏液癌，但需鉴别以下腋窝恶性肿瘤。

（1）隐匿性乳腺癌：该疾病以腋窝淋巴结转移癌为主要表现，病理提示乳腺来源，但临床查体、影像学检查均未发现乳腺内原发癌。该患者腋窝肿物病理提示为黏液癌，合并副乳腺组织，未见淋巴结或淋巴结侵犯结构，故可排除该诊断。

（2）其他器官来源的腋窝淋巴结转移癌（黑色素瘤、肺癌等恶性肿瘤）：此类疾病腋窝可触及肿大淋巴结，但通过病史、体征及影像学检查可发现原发病灶，腋窝淋巴结病理可明确原发肿瘤来源。该患者腋窝肿物病理提示为黏液癌，合并副乳腺组织，未见淋巴结结构，亦可排除该诊断。

（3）腋窝原发其他恶性肿瘤（淋巴瘤、腋窝皮下软组织肉瘤、皮肤大汗腺癌等腋窝原发恶性肿瘤）：此类疾病症状及查体同样为腋窝肿物，需病理鉴别其组织来源。该患者病理确诊黏液癌合并副乳腺组织，故可排除该诊断。

治疗

入院后患者完善术前检查，于2014年6月5日行右腋窝切检残腔局部扩大切除、右腋窝淋巴结清扫术。术中将残腔及周围至少

1 cm 正常组织完整切除，清扫Ⅰ、Ⅱ、Ⅲ级腋窝淋巴结，探查胸肌间淋巴结无肿大，未清扫。术中冰冻提示上、下、内、外及底切缘均阴性。

术后病理回报：瘤床组织内见多量组织细胞及多核巨细胞，伴炎细胞浸润及轻度纤维化；未见肿瘤残存；皮肤未见肿瘤累及。淋巴结未见癌转移（腋窝 0/8，第三级 0/5）。病理学分期：T1N0M0（Ⅰa 期）。

术后口服他莫昔芬 10 mg bid，未行化疗及放射治疗。

随访：末次随访 2019 年 1 月 16 日，未见复发转移迹象。

病例分析

本例患者为年轻女性，体检及超声发现右腋窝肿物，但未见双乳、左腋下及锁骨区异常。病理切片可见广泛黏液湖结构及分化良好的肿瘤细胞，另可见乳腺小叶、导管和结缔组织，结合部位考虑为副乳腺组织，故诊断为副乳腺黏液癌。治疗上尽管患者年轻，但免疫组化分型为 Luminal B 型（HER2 阴性），淋巴结未见癌转移，故未行化疗，仅行单纯内分泌治疗。根据 NCCN 指南，该患者内分泌治疗方案为口服他莫昔芬 5 年。患者乳腺和锁骨区未见可疑病灶，故未行放射治疗。

副乳癌是副乳腺发生的恶性肿瘤，文献报道其发生率仅占全部乳腺癌的 0.3%～0.6%。国内天津肿瘤医院报道，副乳癌占同期收治乳腺癌的 0.16%。理论上副乳癌可发生在从腋窝到腹股沟原始"乳线"的任何部位，但临床上多见于腋下。副乳癌病理类型以浸润性癌为主，治疗方式与乳腺癌相同，根据病理学组织学分期和分子分型等决定辅助化疗、放疗、内分泌治疗和靶向治疗。手术应包

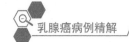
括肿瘤扩大切除和同侧腋窝淋巴结清扫。

📋 病例点评

　　本例患者以腋窝肿物为表现就诊。临床体检和超声检查提示不除外恶性，应首先进行乳腺检查，如未发现可疑病灶，需要进行腋窝肿物活检，鉴别良恶性和来源。推荐采用芯针穿刺组织学检查。如果为淋巴结转移癌，需要进行分子标志物检测推测来源，如考虑乳腺来源，还要进行全身系统性检查除外其他器官来源。本例患者活检中发现副乳腺组织伴腺病，可以诊断肿瘤来自副乳腺。副乳癌的外科治疗可以采用乳腺癌改良根治术或副乳腺切除＋腋窝淋巴结清扫。放疗在副乳癌治疗中的价值鲜有报道。副乳癌的系统性治疗原则同乳腺癌。

病例来源：北京大学肿瘤医院

病例整理及分析：曹威、汪基炜

点评专家：范照青、汪星

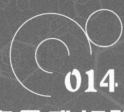

014
乳腺癌全乳切除 + 扩张器
植入术后置换假体一例

病历摘要

患者女性，48 岁。

主诉：发现右侧乳腺肿物 2 个月，外院穿刺活检诊断乳腺癌 1 个月。

现病史：患者 2 个月前自检发现右侧乳腺肿物，于 1 个月前在外院就诊，经空芯针穿刺诊断右乳腺高级别导管内癌，免疫组化提示 ER（中 10%）。为求进一步治疗入院。

既往史：青霉素过敏，10 年前因颈椎病行"颈椎后路减压手术"，30 年前行阑尾切除术。

体格检查

右侧乳腺触及 1 肿物，范围 4.0 cm × 4.0 cm，位于外上象限，中心位于 10 点，其边缘距乳头最小距离 2 cm，表面皮肤正常，肿物质地韧，边缘浸润感，肿物活动度尚可，与皮肤无粘连，与胸肌无粘连，未与胸壁固定。双侧腋下未触及淋巴结。双侧锁骨上区未触及淋巴结。双侧锁骨下区未触及淋巴结。左侧乳腺未触及肿物。

辅助检查

1. 乳腺超声：右乳外上可见低回声实性占位，4.5 cm×3.5 cm×1.5 cm，边界不清，不规则，内可见多发钙化，周边可见血流信号，RI＝0.68。右腋下可见多发靶环状淋巴结，最大 0.8 cm×0.5 cm，皮质最厚约 0.25 cm。

2. 乳腺钼靶（外院）：右乳外上象限稍高密度肿物，边缘不清，约 2.5 cm，内见簇状微钙化，邻近腺体结构略紊乱。

3. 乳腺核磁（图 14 – 1）：右乳外上象限见不规则等 T_1 稍长 T_2 信号肿块，大小约 35 mm×18 mm，边缘局部模糊，增强扫描早期高强化，平台型时间信号强度曲线，病变周围可见多发强化小结节，较大约 5 mm，平台型时间信号强度曲线，肿物与胸壁分界尚清。右侧腋窝多发淋巴结，较大约 7 mm。

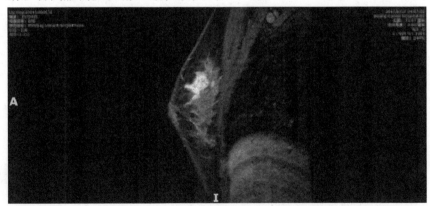

注：右乳外上象限占位，BI – RADS6，多灶病变。右侧腋窝淋巴结，考虑转移

图 14 – 1　治疗前乳腺 MRI

4. 胸部 CT：双肺下叶微小结节，追查。腹部 CT 未见明确病变。

诊断与鉴别诊断

右乳腺癌。乳腺肿物的常见原因有乳腺癌、乳腺纤维腺瘤、乳腺导管内乳头状瘤、乳腺腺病等，患者病理活检结果已明确为乳腺癌。

治疗

患者于 2017 年 6 月 28 日行右侧腋窝前哨淋巴结活检术，术后病理提示淋巴结活检未见癌转移（0/4），CK（－）。2017 年 7 月 6 日行右侧乳腺癌全乳切除术＋扩张器植入术。术后病理：右乳腺高级别导管内原位癌，伴局灶浸润（呈浸润性导管癌Ⅱ级，镜下浸润灶最大径约 2 mm），病变总大小约为 2.0 cm×1.5 cm×1.5 cm，未见脉管癌栓，周围乳腺呈乳腺腺病，上下底切缘未见癌。肿瘤分期 pT1a。浸润性癌免疫组化结果显示，ER（－），PR（－），HER2（3＋），Ki-67（30%），CK5/6（－），EGFR（－）。术后扩张器定期注射生理盐水，定期复查。2018 年 2 月 27 日行右侧扩张器取出＋假体植入术，术中于胸大肌后方植入 150 mL 圆形低凸硅胶假体。

🔬 病例分析

1. 诊断：该患者超声提示右乳外上象限低回声实性占位，边界不清，不规则，内可见多发钙化，钼靶可见稍高密度肿物，边缘不清，内见簇状微钙化，核磁可见右乳外上象限不规则肿块，边缘局部模糊，增强扫描早期高强化，平台型时间信号强度曲线。这些影像学检查均提示右乳病灶恶性可能，需要进一步活检明确病理诊断，首选超声引导下乳腺病灶空芯针穿刺活检。

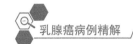
2. 手术方式：该患者穿刺活检组织学病理提示乳腺高级别导管内癌，但病灶大小 4.5 cm，这种情况下手术切除标本中有可能存在浸润性癌或微小浸润癌，即存在组织学低估的可能，也存在同侧腋窝淋巴结转移的风险，而且该患者病灶较大，乳房较小，病灶与乳房的比例不合适，且核磁提示多灶病变，故不适合行保留乳房手术，建议行全乳切除，术前需行腋窝前哨淋巴结活检明确腋窝状态。患者有明确的乳房重建的意愿，乳房重建方式包括自体组织重建和假体重建。与自体组织重建相比，假体重建相对技术较简单，没有供区组织损伤，而且该患者前哨淋巴结阴性，术后无需放疗，故首选全乳切除术后假体重建。该患者选择两步法（扩张器-假体）重建主要是考虑到组织空间扩张后植入假体时有机会能够调整假体的位置，以达到较为满意的美学效果。

3. 术后辅助治疗：该患者术后病理为原位癌伴局灶浸润，镜下浸润灶最大径约 2 mm，病理分期为 pT1a，结合前哨淋巴结的结果，分期为 T1aN0。虽然免疫组化提示激素受体阴性、HER2 阳性，但 NCCN 指南对于 T1aN0 患者不推荐行术后化疗及靶向抗 HER2 治疗，亦无需内分泌治疗。

📋 病例点评

本例患者存在以下几个问题需要讨论。

1. 患者组织学穿刺诊断导管原位癌，是否需要进行前哨淋巴结活检？

组织学穿刺诊断导管原位癌，手术切除后发现存在浸润癌或微浸润癌的情况称为组织学的升级。既往文献报道发生率约为 26%。其中病变以肿物为表现，肿物 > 2 cm 等发生组织学升级的风险更大。如果出现浸润癌，发生淋巴结转移的概率是 12%；出现微转移，发生淋巴结转移的概率是 1.7%。ASCO 指南推荐计划进行保乳手术的可以先不做前哨淋巴结活检，计划进行全乳切除的先做前哨淋巴结活检。本例患者肿物最大径 4.5 cm，计划行全乳切除，因此先行前哨淋巴结活检是合理的。

2. Ⅰ期全乳成型的选择。

乳房重建方式包括自体组织重建和假体重建。常用的自体组织皮瓣包括带蒂背阔肌肌皮瓣、带蒂的腹直肌肌皮瓣、游离腹壁下动脉穿支皮瓣等。自体组织重建的优势在于术后乳房外观和手感较为自然，对放疗的耐受较好。需要术者具备一定的整形外科手术技巧，尤其是游离血管穿支皮瓣，需要掌握显微外科手术技巧。假体重建相对技术复杂程度低，没有供区组织损伤，医生和患者广为接受。本例患者没有放疗的问题，选择两步法主要是为扩张组织空间，并为假体植入时调整位置留下余地，以达到较为满意的美容效果。随着 ADM 和钛化聚丙烯乳房补片等材料的问世，可以帮助解决组织空间不足的问题，使得一步法也可以获得较好的美容效果。但要注意的是，使用人工补片的手术并发症有明显的提高。

3. 激素受体阴性、HER2 阳性的 T1aN0 乳腺癌是否需要化疗＋抗 HER2 治疗？

这部分患者整体预后较好。尽管有回顾性分析报告 HER2 阳性小肿瘤复发率较 HER2 阴性小肿瘤高，而给予化疗和抗 HER2 治疗的小肿瘤复发率较低，但由于缺乏前瞻随机对照研究，目前各大指南仍不积极推荐 T1aN0 患者进行化疗和抗 HER2 治疗。

病例来源：北京大学肿瘤医院

病例整理及分析：周怡君、王文君

点评专家：范照青

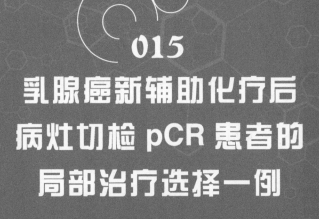

015
乳腺癌新辅助化疗后
病灶切检 pCR 患者的
局部治疗选择一例

病历摘要

患者女性，37 岁，主因"发现右侧乳腺肿物 3 个月，本院穿刺活检诊断右乳腺癌 3 周"入院。

现病史：发现右侧乳腺肿物 3 个月，于我院经空芯针穿刺诊断右乳腺浸润性导管癌，Ⅱ级，伴高级别导管原位癌。免疫组化：ER（－），PR（－），HER2（3＋），Ki-67（60%＋）。同侧腋窝淋巴结穿刺低分化腺癌浸润。

既往史：无特殊。

体格检查

右侧乳腺明显大于对侧。肿物描述：右侧乳腺触及 1 肿物，范围为 8 cm×8 cm，位于外上象限，中心位于 10 点，其边缘距乳头最小距离 2 cm，表面皮肤正常，肿物质地硬，边缘浸润感，肿物活动度尚可，与皮肤无粘连，与胸肌无粘连，未与胸壁固定。右腋下触及淋巴结 1 枚，活动度差，质硬，融合，最大 4 cm×4 cm。双侧锁骨上区未触及淋巴结。双侧锁骨下区未触及淋巴结（图 15-1）。

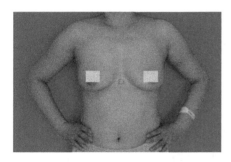
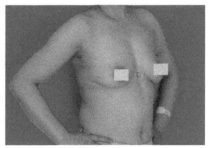

图 15-1　新辅助治疗前双乳正位、侧位

诊断

右乳腺癌 cT3N1M0　ⅢA 期。

辅助检查

乳腺超声（2018 年 9 月 12 日）（图 15-2）：右乳外上 9~11 点距乳头 5 cm 可见囊实混合回声占位，5.3 cm×4.8 cm×3.6 cm，边界不清，不规则，内及周边可见血流信号，RI=0.77。右腋下可见多发低回声及靶环状淋巴结，最大低回声，3.8 cm×1.7 cm；部分淋巴结紧邻腋静脉。

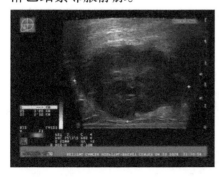
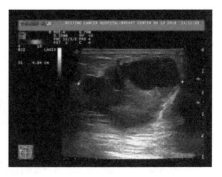

图 15-2　新辅助治疗前患侧乳腺超声检查

右乳腺肿物穿刺病理（2018 年 9 月 20 日）：乳腺浸润性导管癌，Ⅱ级，伴高级别导管原位癌。免疫组化显示浸润癌：ER（－），PR（－），HER2（3＋），Ki-67（60％＋）。

右腋窝淋巴结穿刺病理（2018 年 9 月 18 日）：可见低分化腺癌浸润，结合病史符合乳腺癌转移。

乳腺 MRI（2018 年 9 月 25 日）（图 15－3）：右乳外上象限约 10 点方向中后份腺体区域内见一不规则肿物，大小约 50 mm×46 mm，边缘分叶状，增强扫描早期高强化，平台型时间信号强度曲线。肿物与胸壁肌肉和相邻皮肤分界不清，右乳皮肤略增厚。左乳内未见异常信号影。右腋下可见多发肿大淋巴结，较大约 30 mm×18 mm。

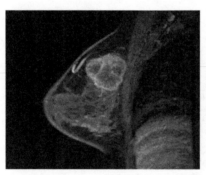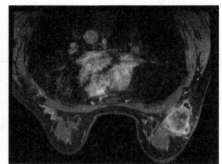

图 15－3　治疗前患侧乳腺 MRI

双乳钼靶（2018 年 10 月 15 日）（图 15－4）：右乳外上象限可见等密度肿块影，大小约 44 mm×43 mm，部分边界欠清。右腋下可见多发肿大淋巴结，较大约 26 mm×17 mm。右乳皮肤弥漫性增厚。左乳未见明确肿块、结构扭曲、可疑钙化及局限致密影。

胸部 CT、腹部 CT 未见明显异常。

血尿常规、生化、肿瘤标志物、心电图等常规检查未见异常。

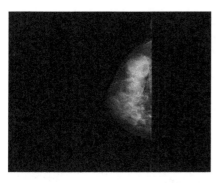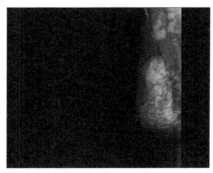

图 15 - 4　治疗前患侧乳腺钼靶

治疗

该患者病理学确诊右乳腺浸润性导管癌，且为激素受体阴性、HER2 阳性乳腺癌。同侧腋窝淋巴结穿刺可见癌转移。结合原发灶影像学检查及腋窝淋巴结状态，属中度以上复发转移风险，有辅助化疗及抗 HER2 治疗指征。依据现行我院乳腺癌诊疗规范，建议给予术前 ddEC-T 方案化疗联合赫赛汀靶向治疗。

化疗方案

患者于 2018 年 10 月 17 日至 2018 年 11 月 28 日行 4 个周期 ddEC 方案化疗，具体：表柔比星（EPI）：100 mg/m^2 + 环磷酰胺（CTX）：600 mg/m^2，q2w。

化疗 2 个周期后评效 uSD，4 个周期后评效 uSD。

于 2018 年 12 月 12 日至 2019 年 3 月 6 日行 4 个周期 T q1w 方案化疗，具体：紫杉醇（T）：80 mg/m^2，q1w。

化疗 2 个周期后评效 uSD，化疗 4 个周期后评效 uSD。

患者于 T 方案化疗期间同时使用赫赛汀靶向治疗，具体：赫赛汀（H）：首次 8 mg/kg，之后 6 mg/kg，q3w。

ddEC 化疗期间，每次化疗第 4、第 6、第 8、第 10 天，皮下注射吉粒芬 300 μg 做预防性升白细胞治疗。

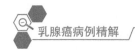
治疗后辅助检查

乳腺 MRI（2019 年 3 月 14 日）（图 15－5）：右乳外上象限约中后份腺体区域内结构强化仍与周围结构相仿，未见确切异常强化及新发结节灶。右腋下多发淋巴结较前相仿，较大约 12 mm × 8 mm。

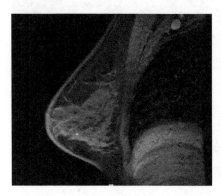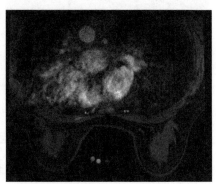

图 15－5　新辅助治疗后患侧乳腺 MRI

乳腺超声（2019 年 3 月 11 日）（图 15－6）：右乳外上 9～11 点距乳头 5 cm 可见低回声占位，2.8 cm × 2.3 cm × 1.1 cm，边界不清，不规则，周边可见血流信号，RI＝0.76。右腋下可见多发靶环状淋巴结，最大 1.5 cm × 0.6 cm，皮质最厚约 0.34 cm；部分淋巴结紧邻腋静脉。

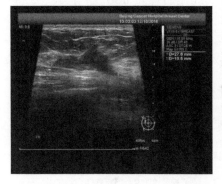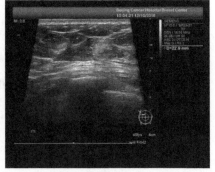

图 15－6　新辅助治疗后患侧乳腺超声检查

双乳钼靶（2019 年 3 月 12 日）（图 15-7）：右乳外上象限等密度肿块明显缩小、密度减低，原约 44 mm×43 mm，此次未见明确软组织肿块影。右腋下肿大淋巴结缩小，较大原约 26 mm×17 mm，现约 13 mm×8 mm。右乳皮肤弥漫性增厚。

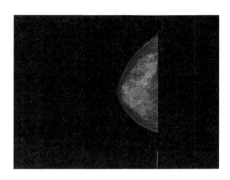
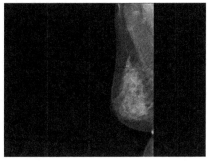

图 15-7　新辅助治疗后患侧乳腺钼靶

化疗后体格检查

双侧未触及肿物。双侧腋下未触及淋巴结。

患者新辅助治疗后于 2019 年 3 月 11 日再次入院，拟行手术治疗。患者有保乳要求，右乳为片状融合病灶，新辅助化疗后缩小，钼靶未见广泛钙化，新辅助化疗后乳腺 MRI 未见多中心征象，拟行右乳腺癌切取活检术，术后石蜡病理若可见癌残留，则行Ⅱ期乳腺癌局部扩大切除术或全乳切除手术。右侧腋窝淋巴结已有转移，行Ⅱ期右腋窝淋巴结清扫术。

患者于 2019 年 3 月 15 日全麻下行右侧乳腺癌切取活检术，术后病理（2019 年 3 月 19 日），大体标本：乳腺切除标本三块，总大小为 3.5 cm×3.0 cm×1.5 cm，临床缝线标记（1 上、2 下、3 内、4 外）切缘，书页状切开乳腺组织，可见一瘢痕，瘢痕距最近（上）切缘 1 cm，最近切缘位于（上、外）缝线之间，瘢痕大小为 1.5 cm×0.8 cm×0.5 cm，切面灰白、实性、质硬、边界

101

不清。

镜下标本：乳腺组织内纤维组织增生，伴大量慢性炎细胞及泡沫细胞浸润，未见癌残余；未见脉管癌栓及神经侵犯；（上、下、内、外）切缘均未见癌。

因患者术后病理未见癌残留，遂于 2019 年 3 月 22 日全麻下行右侧腋窝淋巴结清扫术。术后病理（2019 年 3 月 28 日）：淋巴结未见癌转移（0/20），其中 2 枚淋巴结内可见大量泡沫样组织细胞聚集，未见明确癌残存，结合病史，符合治疗后改变；（第三级淋巴结）切除，脂肪组织，未见淋巴结结构，未见癌。

患者术后恢复可（图 15 - 8），预计于 2019 年 5 月开始放疗，具体：右乳全乳 50 Gy/25 f，瘤床同步推量至 60 Gy，右锁骨上 50 Gy/ 25 f。

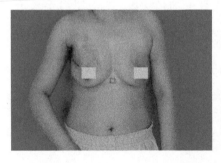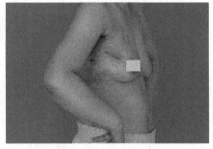

图 15 - 8　右乳腺癌保乳术后双乳正位、侧位

同时继续完成后续 H 单药靶向治疗，赫赛汀治疗时间共计 1 年。

患者术后规律复查（每 3 个月 1 次），目前未见明确局部复发及远处转移征象。

笔记

病例分析

新辅助化疗后"降期保留乳房手术"的定义一直存在争议，哪些患者可以进行"降期保留乳房手术"，在原发肿瘤范围内进行手术是否足够安全，目前都没有高等级证据支持的指南。2018 年 EBCTCG Meta 分析发现，新辅助化疗后行保留乳房手术的患者局部复发率高于进行辅助化疗的患者，因此本中心采用了更加谨慎的方式进行"降期保留乳房手术"。选择影像学完全缓解的患者，在原发肿瘤范围内进行切取活检（切除范围以不影响乳房外观为重点），若术后病理达到病理完全缓解，则免行后续的手术治疗；若术后病理仍可见癌灶残留，无论是原位癌还是浸润癌，均需再行补充的扩大手术切除。

病例点评

新辅助化疗后"降期保留乳房手术"的范围和安全性一直存在争议。尽管 2017 年 St Gallen 国际早期乳腺癌会议上 82% 的专家认为，新辅助化疗后无需按化疗前的范围切除肿瘤，但由于缺乏准确判断肿瘤退缩模式的术前检查方法，"降期保留乳房手术"的执行一直存在困难。但对于 yPT0 的肿瘤进行降期保乳可能是安全的。MD Anderson 肿瘤中心曾经报道，新辅助化疗后达 pCR 的患者保乳治疗的 5 年无局部区域复发生存率为 99%，其中 ER（ - ）HER2（ + ）乳腺癌患者的 5 年无局部区域复发生存率也达到 97.4%。对于这例原发肿瘤较大的患者，不在原来肿瘤范围内手术，就无法达到其保

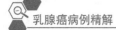
乳的要求。因此,在术前影像评估可能达到 pCR 的情况下,进行最大范围的切检和详细的病理检查,证实其达到无原位癌残留的pCR,从而保留乳房是合理的选择。

病例来源:北京大学肿瘤医院

病例整理及分析:杨飓、王文君

点评专家:范照青

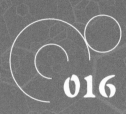

016

乳腺癌胸背动脉穿支皮瓣 Ⅰ期乳房成形术一例

病历摘要

患者女性，52 岁，主因"发现左侧乳头糜烂伴乳头溢液 2 个月，左乳腺肿物 1 个月"就诊。

患者 2 个月前自检发现左侧乳头皮肤糜烂伴左乳头溢血，1 个月前外院行 B 超发现左乳占位，于 3 周前在本院就诊，经印片细胞病理学示左乳头可见癌细胞。左乳占位空芯针穿刺活检可见浸润性癌 Ⅱ级。

既往史：12 年前左股骨头骨折，保守治疗已愈。剖宫产术后 6 年。

月经婚育史：17 岁初潮，3 天/28～29 天。2015 年 8 月 10 日末次月经。已婚。孕 5 产 3，25 岁首次足月妊娠，育 1 子 2 女，双侧

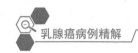

授乳时间多于 6 个月。

家族史：父亲胃癌，61～70 岁发病。母亲胃癌，41～50 岁发病。

体格检查

双侧乳腺对称。左乳头表面糜烂，左侧乳头挤压后有溢液。双侧乳房未见术后瘢痕。左侧乳腺可触及 1 肿物，范围 4 cm×3 cm，位于外上象限，中心位于 2 点，其边缘距乳头最小距离 2 cm，表面皮肤正常，肿物质地硬，边缘浸润感，肿物活动度差，与皮肤无粘连，与胸肌无粘连，未与胸壁固定。双侧腋下未触及淋巴结。双侧锁骨上区未触及淋巴结。双侧锁骨下区未触及淋巴结。

辅助检查

病理：2015 年 6 月 15 日左乳头刮片可见癌细胞及中性粒细胞。2015 年 7 月 3 日左乳肿物空芯针穿刺活检：乳腺浸润性导管癌Ⅱ级；伴高级别导管内癌。免疫组化：ER（－），HER2（3＋），Ki-67（＋40%），PR（弱＋10%）。

2015 年 6 月 18 日我院乳腺超声（图 16－1）：左乳外上 2～3 点腺体浅方局限性结构紊乱区，范围约 3.6 cm×2.6 cm×1.1 cm，边界不清，不规则，内及周边可见血流信号 RI＝0.60，倾向癌，腋窝（－）建议穿刺活检。左乳上方可见低回声结节，0.7 cm×0.4 cm，边界尚清，未见明显血流信号，观察。左腋下可见靶环状淋巴结，1.3 cm×0.5 cm，皮质最厚 0.25 cm，与腋静脉关系不密切。

2015 年 6 月 12 日我院钼靶（图 16－2）：左乳外上象限区域性分布多形性钙化，伴不对称致密，BI- RADS 4。

2015 年 6 月 30 日我院乳腺 MRI（图 16－3）：左乳外上象限片状非肿块样强化，边界不清，范围约 71 mm×32 mm，增强扫描早期高强化，流出型时间信号强度曲线，肿物与胸壁肌肉分界清。右乳未见异常信号及强化。扫及做出腋窝淋巴结，约 8 mm。左乳外上象限非肿块样强化，BI-RADS 6。左侧腋窝淋巴结，性质待定。

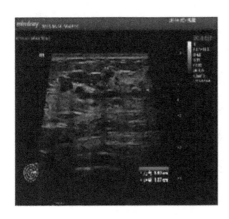
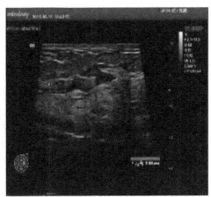

图 16 -1　新辅助化疗前 2015 年 6 月 18 日超声

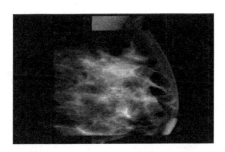

图 16 -2　钼靶

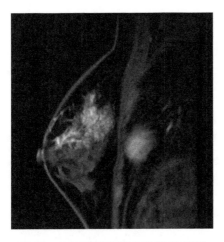

图 16 -3　新辅助化疗前乳腺 MRI

诊断

左乳腺癌，左股骨头骨折史，剖宫产术后。

治疗

已按计划完成术前化疗：CEF q3w 4 个周期，疗效评价 uSD，T q1w + H q3w 4 个周期，疗效评价 uPR。2015 年 12 月 30 日超声（图 16 - 4）：左乳外上 2 ~ 3 点腺体浅方局限性结构紊乱区较前分散，现可见最大范围约 2.3 cm × 1.6 cm × 0.8 cm，边界不清，不规则，内及围边可见多发点簇状钙化，内可见血流信号 RI = 0.74。2016 年 1 月 6 日乳腺 MRI（图 16 - 5）：原左乳外上象限片状非肿块样高强化灶较前退缩及强化减弱，局部仅见少许淡片强化，增强扫描呈流入型时间信号强度曲线，与胸壁肌肉分界清。

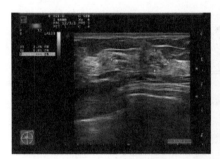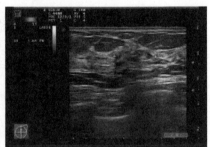

图 16 - 4 新辅助化疗后超声

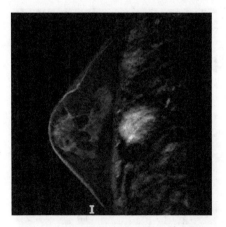

图 16 - 5 新辅助化疗后乳腺 MRI

2016 年 1 月 6 日左腋窝前哨淋巴结活检未见癌转移（0/4）。

2016 年 1 月 14 日左乳腺癌局部扩大切除术 + 胸背血管穿支组织瓣乳房成型术，留置引流管。伤口愈合良好，皮瓣未见明显缺血坏死，术后第 5 天拔除引流出院。

术后石蜡病理：瘤床经充分取材，仅见散在数小灶伴细胞明显退变的导管内癌；间质纤维组织增生，伴散在沙粒样钙化、较多泡沫样细胞聚集及慢性炎细胞浸润，符合治疗后改变（MP 分级：5 级）；乳头未见癌；1/2/3/4/5/6 根线切缘未见癌，其中 3/5 根线切缘可见沙粒样钙化；肿瘤病理分期为 ypTis。

2016 年 4 月 18 日至 2016 年 5 月 30 日，放疗：左乳全乳 46 Gy/23f，瘤床补量 14 Gy/7f。赫赛汀完成 1 年，术后他莫昔芬 TAM 内分泌治疗至今（图 16 - 6）。

随访：术后每半年规律复查腹部综合、盆腔超声，每一年复查钼靶。末次复查时间 2018 年 8 月 16 日，未见异常。

2018 年 1 月 24 日右乳脂肪层高回声结节，脂肪瘤可能，2.2 cm × 0.9 cm。

2018 年 8 月 16 日右乳脂肪层结节,较前变化不大 2.2 cm ×0.9 cm。

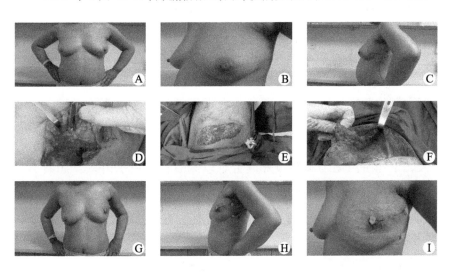

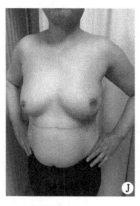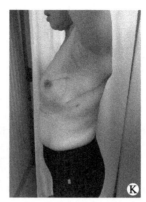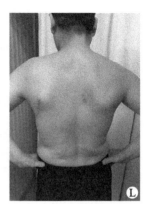

注：A、B、C：术前；D、E、F：术中；G、H、I、J、K、L：术后

图16-6　术前、术中、术后所见

病例分析

患者女性，左乳腺癌，左乳头 Paget's 病诊断明确，根据肿瘤穿刺免疫组化结果，决定给予术前新辅助治疗＋抗 HER2 靶向治疗，其主要目的：①缩小肿瘤，增加患者接受保留乳房手术的机会及免除腋窝淋巴结清扫的机会；②验证全身治疗方案的有效性，术前新辅助化疗达 pCR 的患者，预后明显优于未达 pCR 的患者。

患者接受标准方案新辅助化疗后，超声评效 uPR，MRI 检查局部仍可见淡片状强化，考虑不除外仍有肿瘤残留，手术时不宜贸然缩小切除范围，以防病灶残余。根据患者治疗前后影像学检查，预计手术范围基本覆盖整个外上象限及乳头，切除后局部腺体缺损较大，单纯游离周围腺体瓣并缝合难以满意恢复乳房外观。患者有接受乳房成型手术以恢复外观的意愿，建议患者接受左乳腺癌局部扩大切除乳头乳晕区部分皮肤切除＋胸背动脉穿支皮瓣一期部分乳房成型。

　　背阔肌肌皮瓣用于乳腺切除术后一期成型历史较久，但是牺牲背阔肌可能造成一系列术后并发症，文献报道术后血清肿的发生率23%~80%，肩关节畸形的发生率10%~20%。在二十一世纪初，有作者首次报道保留背阔肌，仅使用胸背动脉穿支皮瓣用于乳房成型的手术。文献报道该方法能够获取的组织量，平均约为20 cm×8 cm。由于该术式需要在术前精确定位胸背动脉的穿支血管的位置，术中需要对穿支动脉进行精细解剖，在一定程度上限制了该术式的推广。我中心回顾性分析，33例行胸背动脉穿支皮瓣一期乳房成型术的患者资料，皮瓣组织量平均为15 cm×6 cm，该组织量通常不足以恢复全乳切除术后的乳房外观，更适用于行一期部分乳房成型的患者。同时，该术式未见明显增加术后并发症的风险，亦未见增加放疗相关并发症的风险。

　　胸背动脉穿支皮瓣一期部分乳房成型适用于有强烈的保乳及自体成型意愿的患者，患者需术前可定位穿支动脉位置，成型手术前需保证切缘阴性，更适合外侧象限肿瘤，无放疗禁忌。

🏥 病例点评

　　对于初始肿瘤较大，不适于保乳的患者，可以通过2种途径达到保乳目的。一是通过新辅助治疗缩小肿瘤，从而减少手术范围；二是通过保乳整形手术切除较大肿瘤，修补缺损，重塑乳房外观。当然也可以二者结合使用。本例患者原发肿瘤较大，钼靶片提示钙化区域较广，新辅助化疗后MRI提示可能未达到完全缓解。因此选择切除原发肿瘤范围。切除肿瘤的缺损虽可通过广泛游离周围腺体缝合关闭，但必将导致乳房变形和不对称。采用乳房周围组织瓣进

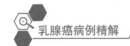
行残腔充填不会引起乳房变形，是合理的选择。背部胸背血管穿支组织瓣组织供应量大，穿支位置相对固定，对患者生理功能影响小，是较好的选择。

病例来源：北京大学肿瘤医院

病例整理及分析：王歆光、孙洁

点评专家：范照青

017
新辅助化疗后前哨
淋巴结活检一例

病历摘要

患者女性，52 岁，主因"发现左侧乳腺肿物 3 周，本院穿刺活检诊断乳腺癌 1 周"于 2018 年 3 月 27 日入院。

现病史：患者 3 周前体检发现左侧乳腺肿物，就诊于本院，1 周前经空芯针穿刺活检（core needle biopsy，CNB）病理诊断左乳腺浸润性导管癌，Ⅱ级。免疫组化：ER（强 + 90%），PR（强 + 90%），HER2（3 +），Ki-67（25% +）。现为进一步治疗入院。发病以来，精神、饮食、睡眠可，二便正常，体重无明显变化。

既往史：高血压病病史 10 余年，最高达 160/100 mmHg，目前服用降压药倍他乐克、替米沙坦，血压控制在 130/90 mmHg 水平。

否认其他病史。否认过敏史。否认手术外伤史。否认输血史。

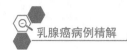
否认乳腺病史。

入院查体

双侧乳腺对称。双侧乳头正常。双侧乳头挤压后无溢液。双侧乳房未见术后瘢痕。肿物描述：左侧乳腺触及 1 肿物，范围 4.5 cm × 4.5 cm，位于下方象限，中心位于 6 点，其边缘距乳头最小距离 0.5 cm，表面皮肤凹陷，肿物质地韧，边缘浸润感，肿物活动度差，与皮肤有粘连，与胸肌无粘连，未与胸壁固定。双侧腋下未触及淋巴结。双侧锁骨上区未触及淋巴结。双侧锁骨下区未触及淋巴结。

诊断

左乳癌 cT2N0M0 ⅡA 期。

辅助检查

治疗前乳腺超声（2018 年 3 月 7 日）：左乳外下 3 ~ 6 点可见弥漫性并多发偏低不均实性占位，部分连接成片，较大范围位于外下 4 点距乳头 3 cm，3.2 cm × 1.2 cm × 0.9 cm，边界不清，不规则，内见多发钙化，内及周边可见较丰富血流信号，RI = 0.78（图 17 - 1）。右乳腺体层内未见明显占位。双腋下未见异常肿大淋巴结。双侧腋静脉未见明显异常。

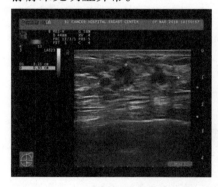
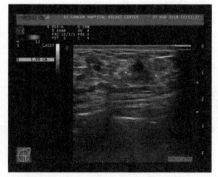

图 17 - 1　治疗前左乳超声

(2018 年 3 月 7 日，北京大学肿瘤医院)

病理：左乳腺肿物 CNB（2018 年 3 月 18 日），左乳腺浸润性导管癌，Ⅱ级；免疫组化：ER（+90%），PR（强+90%），HER2（3+），Ki-67（25%+）。

治疗前乳腺 MRI（2018 年 3 月 22 日）：双乳不均匀致密纤维腺体组织，轻度背景强化。左乳外下象限腺体区域内见段样分布非肿块样强化区及多个强化结节，范围较大约 40 mm × 14 mm，内部结节较大者约 12 mm × 10 mm，增强扫描早期高强化，平台型时间信号强度曲线。肿物与胸壁肌肉分界清。左乳头未见凹陷，皮肤未见增厚（图 17 - 2）。右乳未见异常。

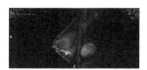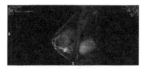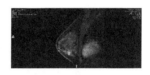

图 17 - 2　治疗前左乳 MRI

（2018 年 3 月 20 日，北京大学肿瘤医院）

治疗前双乳钼靶（2018 年 3 月 6 日）：双乳多量纤维腺体组织，呈结节、片絮状不均匀分布。左乳下象限多发点状及多形性钙化区域分布，分布范围约 3.5 cm × 3.0 cm，局部腺体及稍扭曲，左乳皮肤未见增厚，乳头无内陷（图 17 - 3）。余乳未见明显异常密度肿块，未见腺体结构扭曲或不对称致密，未见可疑微钙化。BI-RADS 4，请结合超声。

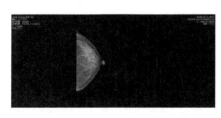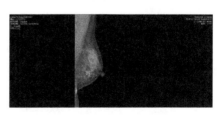

图 17 - 3　治疗前左乳钼靶

（2018 年 3 月 6 日，北京大学肿瘤医院）

胸部 CT、腹部 CT 未见异常。

血尿常规、生化、肿瘤标志物、心电图等常规检查未见异常。

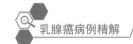
治疗经过术前 ddEC – T 方案化疗联合赫赛汀靶向治疗。

化疗方案

ddEC q2w：EPI：100 mg/m^2 + CTX：600 mg/m^2，共 4 轮。

ddT q2w：T 185 mg/m^2，共 4 轮。

自第 1 个周期 T 化疗时联合使用赫赛汀靶向治疗。赫赛汀 q1w：首次 4 mg/kg，之后 2 mg/kg。ddEC – ddT 化疗期间，每次化疗后 48 小时，皮下注射聚乙二醇化重组人粒细胞刺激因子 6 mg 做预防性升白细胞治疗。

化疗 2 个周期后评效 uSD（图 17 – 4），化疗 4 个周期后评效 uPR（图 17 – 5）。

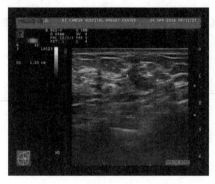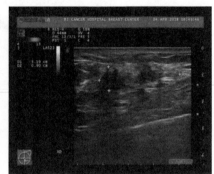

图 17 – 4　ddEC 方案治疗 2 个周期后左乳超声
（2018 年 4 月 24 日，北京大学肿瘤医院）

患者于 2018 年 5 月 24 日至 2018 年 7 月 5 日行 4 个周期 ddT q2w 方案化疗，具体：紫杉醇 300 mg。

化疗毒副反应可耐受，未因化疗不良反应延迟化疗。

化疗 2 个周期后评效 uSD（图 17 – 6），化疗 4 个周期后评效 uCR（图 17 – 7）。

患者于 T 方案化疗期间使用赫赛汀靶向治疗，具体：赫赛汀首次 260 mg，之后 130 mg。

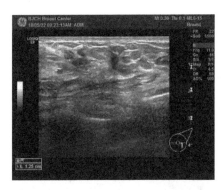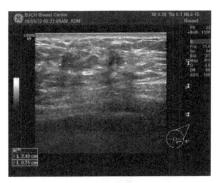

图 17-5　ddEC 方案治疗 4 个周期后左乳超声
(2018 年 5 月 22 日，北京大学肿瘤医院)

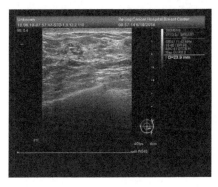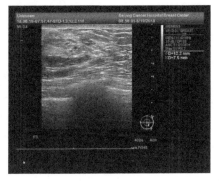

图 17-6　ddT 方案治疗 2 个周期后左乳超声
(2018 年 6 月 19 日，北京大学肿瘤医院)

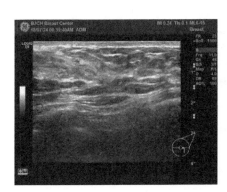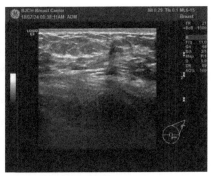

图 17-7　ddT 方案治疗 4 个周期后左乳超声
(2018 年 6 月 19 日，北京大学肿瘤医院)

笔记

治疗后检查

治疗后双乳钼靶（2018 年 7 月 23 日）：双乳多量纤维腺体组织，呈结节、片絮状不均匀分布。左乳下象限多发点状及多形性钙化较前减少，呈区域分布，范围较前缩小，原分布范围约 3.5 cm×3.0 cm，现约 2.8 cm×2.5 cm，局部腺体稍扭曲，左乳皮肤未见增厚，乳头无内陷。左乳上象限见一壳状钙化（图 17 – 8）。

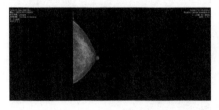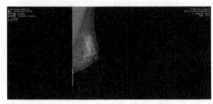

图 17 – 8　治疗前左乳钼靶
(2018 年 7 月 23 日，北京大学肿瘤医院)

治疗后乳腺 MRI（2018 年 7 月 19 日）：左乳外下象限腺体区域内原段样分布非肿块样强化区及多个强化结节较前减少、缩小，原较大范围约 40 mm×14 mm，现局部呈条索状；内部结节原较大者约 12 mm×10 mm，现未见确切显示，原约 10 mm 者，现约 6 mm，强化较前减低，流入型时间信号强度曲线，病灶与胸壁肌肉分界清。左乳头未见凹陷，皮肤未见增厚（图 17 – 9）。

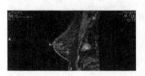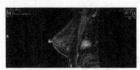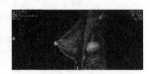

图 17 – 9　治疗前左乳 MRI
(2018 年 7 月 19 日，北京大学肿瘤医院)

体格检查：双侧乳腺对称，双侧乳头正常，双侧乳头挤压后无溢液，双侧乳房未见术后瘢痕，双侧乳房未触及肿物，双侧腋下未触及淋巴结，双侧锁骨上区未触及淋巴结，双侧锁骨下区未触及淋巴结。

手术治疗

前哨淋巴结活检：患者于2018年7月25日行左腋窝前哨淋巴结活检术（sentonel lymph node biopsy，SLNB），病理检验结果显示淋巴结未见癌转移（0/1）；免疫组化结果显示CK(－)。

手术：排除禁忌，于2018年8月1日行左乳癌全乳切除术，术后瘤床全部取材，病理示间质纤维化，伴炎细胞浸润，并见钙化、多核巨细胞反应，符合治疗后改变，瘤床内未见癌残留，MP分级为5级；未见脉管癌栓及神经侵犯；左侧乳头、皮肤及基底切缘均未见癌；肿瘤病理分期：ypT0N0（sn）。

术后治疗

患者术后恢复可，继续完成后续H单药靶向治疗，具体：赫赛汀q3w，375 mg，赫赛汀治疗时间共计1年。

术后内分泌治疗，具体：枸橼酸托瑞米芬60 mg po qd。

患者目前内分泌治疗中，术后规律复查（每6个月1次）未见明确局部复发及远处转移征象。

病例分析

患者52岁女性，乳腺癌诊断明确，浸润性导管癌Ⅱ级，分子分型为HER2过表达型，且雌激素、孕激素受体阳性，临床分期为T2N0M0，Ⅱa期（AJCC 8）。依据现有循证医学证据，存在化疗及靶向治疗的适应证。为降低心脏事件风险，靶向治疗不与蒽环类化疗药同用。我们建议患者新辅助化疗。剂量密集型的蒽环类方案4轮，序贯紫杉醇单周方案4轮，紫杉醇化疗阶段联合赫赛汀3周方案靶向治疗，是指南推荐的常用方案。新辅助化疗后行腋窝前哨淋巴结活检，未见癌转移，可免除腋窝淋巴结清扫。按照患者意愿，行患侧乳房全切。病理完全缓解。术后完成赫赛汀及内分泌治疗。无术后放疗。

　　通常将前哨淋巴结活检安排在乳腺癌确诊之后、治疗之前，以便于获取分期信息，指导治疗决策，比如是否化疗、是否清扫腋窝、是否放疗。然而对于该患者而言，不需要知晓淋巴结状态，其他信息足以做出化疗决策。新辅助化疗可以使约30%病理证实的腋窝淋巴结阳性乳腺癌患者腋窝转阴。临床腋窝阴性的乳腺癌肿瘤负荷更轻，可能有更大的概率通过新辅助化疗获得腋窝病灶完全缓解，从而避免腋窝清扫手术。2017 年 St Gallen 早期乳腺癌初始治疗国际专家共识会议专家组认为，对于临床腋窝阴性且接受新辅助治疗的乳腺癌患者，在新辅助治疗后行腋窝前哨淋巴结活检是适当的。2016 年的一项荟萃分析总结了 16 个研究中的 1456 例临床腋窝阴性、新辅助化疗后行腋窝前哨淋巴结活检的乳腺癌病例，前哨淋巴结的显影率为 96%（95% CI 95%～97%），假阴性率为 6%（95% CI 3%～8%），阴性预测值为 98%（95% CI 98%～99%）。新辅助化疗后行腋窝前哨淋巴结活检的成功率，和假阴性率在临床腋窝阴性的早期乳腺癌中是可接受的。基于以上理由，决定在新辅助化疗后行腋窝前哨淋巴结活检。由于新辅助化疗导致可能的 N 分期低估，对于化疗后前哨阴性免除腋窝淋巴结清扫的患者，免除放疗仍存在争议。

📋 病例点评

　　对于Ⅱ期及Ⅱ期以上的 HER2 阳性乳腺癌，2019 年 St Gallen 早期乳腺癌国际专家会议上达成推荐进行新辅助治疗的共识。术前进行化疗 + 抗 HER2 治疗可以使腋窝淋巴结完全缓解率达到 70% 以上。对于 cT1~2N0 的 HER2 阳性乳腺癌，术前进行化疗 + 抗 HER2 治疗再进行前哨淋巴结活检，可以使腋窝淋巴结清扫率降低到8%。法国的一项前瞻性多中心研究——GANEA2 研究发现，对于 419 例 cN0 患者在新辅助化疗后进行前哨淋巴结活检，经过中位 36 个月的随访，仅出现 1 例腋窝淋巴结复发，证实了这种治疗模式的安全性。

病例来源：北京大学肿瘤医院

病例整理及分析：郑启军、陈雪

点评专家：范照青

018

阳性前哨淋巴结≤2枚
免腋清扫一例

📋 **病历摘要**

患者女性，44岁，主因"发现左侧乳腺肿物2个月，本院穿刺活检诊断乳腺癌1个月"入院。

现病史：患者2017年8月自检发现左侧乳腺肿物，于2017年9月在本院就诊，经空芯针穿刺诊断左乳腺浸润性导管癌，Ⅱ级。免疫组化：ER（强+90%），HER2（2+），Ki-67（+30%），PR（强+50%）。*HER2* 基因扩增情况不确定。现为进一步治疗入院。发病以来，精神、饮食可，睡眠欠佳，二便正常，体重无明显变化。

既往史：患高血压病4年，最高达195/100 mmHg，目前服用降压药"坎地沙坦酯片"，血压控制在120~150/70~100 mmHg水平。患糖尿病8年，规律服用二甲双胍，血糖控制满意。对胶布过敏。21

年前行"剖宫产术"。7年前因室上性心动过速行射频消融，已愈。1年前行"左乳肿物切除术"，病理：腺病。无肝炎，结核病史。

入院查体

双侧乳腺对称。双侧乳头正常。双侧乳头挤压后无溢液。左侧乳房可见术后瘢痕。左侧乳腺触及1肿物，范围3 cm×3 cm，位于外上象限，中心位于2点，其边缘距乳头最小距离4 cm，表面皮肤正常，肿物质地韧，边缘浸润感，肿物活动度尚可，与皮肤无粘连，与胸肌无粘连，未与胸壁固定。双侧腋下未触及淋巴结。双侧锁骨上区未触及淋巴结。双侧锁骨下区未触及淋巴结。

诊断

左乳腺癌，高血压病，糖尿病。

辅助检查

乳腺钼靶：（2017年9月11日）会诊，左乳外上象限后部近胸壁见高密度灶部分显示，约2 cm，可见邻近腺体扭曲紊乱征象，内部散在小点状钙化。BI-RADS4。

乳腺超声：（2017年9月11日）左乳外上2~3点距乳头6 cm可见低回声实性占位，2.0 cm×1.5 cm×1.1 cm，边界不清，不规则，占位内及周边可见少量点状钙化，内可见血流信号，RI = 0.69。右乳腺体层内未见明显占位。左腋下可见靶环状淋巴结，2.2 cm×0.8 cm，皮质不厚。右腋下未见异常肿大淋巴结。双侧腋静脉未见明显异常。左乳外上实性占位，倾向癌，建议穿刺活检。

病理：组织病理(2017年9月27日，左乳腺肿物 CNB) 提示乳腺浸润性导管癌，Ⅱ级；免疫组化结果显示 ER（强 +90%），HER2（2 +），Ki-67（ +30%），PR（强 +50%）。HER2（FISH）：(2017年9月27日)，肿瘤细胞异质性不明显，无 HER2 扩增信号簇；共计数40个肿瘤细胞，HER2 拷贝数4.33/pc，Chr17 拷贝数

3.48/pc；HER2/Chr17＝1.24；*HER2* 基因扩增情况不确定。

2017 年 10 月 12 日 MRI 显示双乳少量腺体型。左乳外下象限见不规则等 T_1 稍长 T_2 信号肿块，轴位大小约 31 mm × 15 mm，边界不清，邻近部分腺体略纠集，增强扫描早期高强化，呈平台型时间信号强度曲线，肿物与胸壁肌肉分界清（图 18 – 1）。右乳未见异常信号及强化。左侧腋窝见淋巴结，较大约 13 mm × 5 mm（图 18 – 2）。扫及右侧腋窝和双侧内乳区未见肿大淋巴结。左乳外下象限占位，BI-RADS 6。左侧腋窝淋巴结，不除外转移。

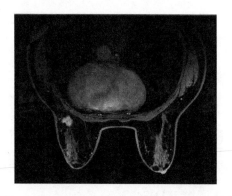

图 18 – 1　治疗前乳腺 MRI，左乳外下象限肿物

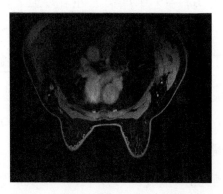

图 18 – 2　治疗前乳腺 MRI，左腋窝淋巴结

心电图（2017 年 10 月 19 日）：窦性心律、ST-T 改变。

阴道超声（2017 年 10 月 23 日）：子宫肌瘤。

胸部 CT、腹部 CT、骨扫描未见异常。

血尿常规、生化、肿瘤标志物等常规检查未见明显异常。

治疗

2017年11月3日行左腋窝前哨淋巴结活检术。

前哨病理：①左腋窝前哨淋巴结活检术：淋巴结可见癌转移（1/3），转移灶最大径4 mm，局限于淋巴结内；免疫组化结果显示CK(＋)。②左腋窝非前哨淋巴结活检术：淋巴结未见癌转移（0/1），免疫组化结果显示CK(－)。

2017年11月14日左侧乳腺癌局部扩大切除术。

术后病理：（左乳腺癌局部扩大切除术）乳腺浸润性导管癌，Ⅱ级，伴中高级别导管原位癌，大小2.5 cm×2.0 cm×1.5 cm；可见脉管癌栓；（上、下、内、外）切缘均未见癌；肿瘤病理分期为pT2N1a（sn）。

2017年12月4日术后放疗。

患者2018年1月4日至2018年2月8日完成放疗：95% PTV1左乳全乳＋1、2组淋巴结50 Gy/25 f，95% PTV2瘤床60 Gy/25 f。患者出现不良反应：皮肤反应1度，乏力1度，对症治疗好转。

2018年3月7日至2019年3月6日：瑞宁得口服1 mg qd；抑那通11.25 mg，皮下注射，1/12w。

2019年3月6日至今：瑞宁得口服1 mg qd；抑那通3.75 mg，皮下注射，1/4w。

病例分析

在Z0011研究中，入组856例接受了保乳手术前哨淋巴结阳性的患者，阳性前哨淋巴结≤2个，术后接受切线野全乳放疗和系统性治疗，实验组免除腋窝淋巴结清扫，对照组接受腋窝淋巴结清扫，研究是非劣效检验，不论是 6.3 年的随访，还是 9.3 年的随访，实验组（5 年生存率 92.5%，10 年生存率 86.3%）（图 18 - 3，图 18 - 4）也就是免除腋窝淋巴结清扫组的总生存不差于对照组（5 年生存率 91.8%，10 年生存率 83.6%）也就是腋窝淋巴结清扫组。免除腋窝淋巴结清扫组的 10 年淋巴结复发只有 1.5%。

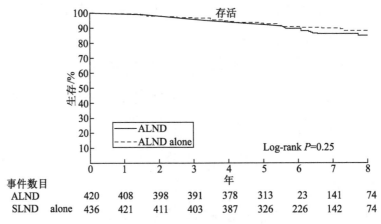

注：ALND：腋窝淋巴结清扫；SLND alone：只行前哨淋巴结切除

图 18 - 3　免腋清组（实验组）与腋清组（对照组）
OS 对比，中位随访 6.3 年

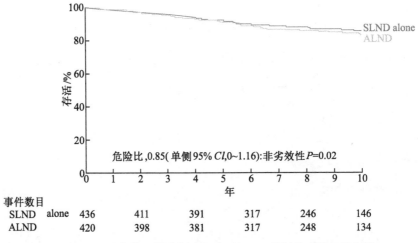

注：ALND：腋窝淋巴结清扫；SLND alone：只行前哨淋巴结切除

图 18 - 4　免腋清组（实验组）与腋清组（对照组）
OS 对比，中位随访 9.3 年

本患者肿瘤为 cT2，激素受体阳性，HER2 状态不确定，前哨淋巴结 1/3，符合 Z0011 入组患者标准。接受了保乳手术，术中、术后各切缘阴性，根据 Z0011 研究结果免除腋窝淋巴结清扫，减少了因腋窝淋巴结清扫引发的上肢水肿的风险，术后接受了全乳放疗，术后辅助治疗为 OFS 联合 AI。

病例点评

本例患者采用了 Z0011 策略进行治疗。Z0011 的入选标准包括肿瘤 <5 cm，腋窝阳性前哨淋巴结≤2 个，患者接受保乳手术及全乳放疗，患者接受系统性辅助治疗。Z0011 的实际入选人群中激素受体阳性的占 83%，入选标准中没有对 HER2 状态进行规定。本例患者符合 Z0011 的入选条件，可以免除腋窝淋巴结清扫，在区域复发率较低（10 年 1.5%）的条件下，降低了出现上肢并发症的风险。本例患者的 HER2 状态为不确定，由于缺乏抗 HER2 治疗对这部分人群是否有效的临床证据，因此目前不推荐使用抗 HER2 治疗。对于激素受体阳性、HER 阴性、淋巴结阳性患者是否应使用化疗存在争议。Z0011 试验中仅有 58% 的患者进行了化疗。多基因检测结合临床预后因素可能为临床决策提供更准确的参考信息。

病例来源：北京大学肿瘤医院

病例整理及分析：谷重山、高凡

点评专家：范照青

019
乳腺癌合并肾功能不全一例

📋 **病历摘要**

患者女性，73岁，2015年1月以"右乳癌术后1年余，发现右胸壁结节"为主诉入院。

既往史：高血压、慢性肾功能不全。

现病史：患者2011年6月发现右乳肿物，大小约4cm×3cm，未予重视，后肿物逐渐增大。2013年2月行超声提示右乳多发占位，大的约6.0cm×4.3cm；右腋窝淋巴结肿大，1.0cm×0.7cm。遂行右乳肿物穿刺活检，病理提示右乳浸润性导管癌。免疫组化：ER（-），PR（-），Ki-67（20%），HER2（+），FISH检测阴性。由于血肌酐160μmol/L，于是行单药紫杉醇脂质体新辅助化疗，3个周期后评效SD，病灶略缩小，但因不良反应不能耐受停药。后于 2013 年 7 月改为卡培他滨新辅助化疗 2 个周期，肿瘤进展，出现破溃。2013 年 9 月 25 日行右乳癌改良根治术，病理：右乳浸润性导管癌Ⅱ级，淋巴结转移 4/16，免疫组化：ER(−)，PR(−)，HER2（2 + ），Ki-67（35% ）。2013 年 11 月发现右锁骨下肿大淋巴结，行穿刺活检，病理提示转移癌，免疫组化：ER(−)，PR(−)，HER2(−)。因考虑患者慢性肾功能不全，未行化疗，给予右锁骨区（6MV − X Dt = 6000cGy/30f）+ 右胸壁（6MeV − β Dt = 5000cGy/25f）放疗。2014 年 6 月发现右侧胸壁放疗野内结节，直径约 0.5 cm。同月因胸闷憋气入院，查血肌酐 883 μmol/L、尿素氮 30.88 mmol/L、血红蛋白 52 g/L、钾 5.78 mmol/L、钙 1.6 mmol/L、肌酸激酶 272 U/L、脑钠肽 3416.7 pg/mL、甲状旁腺激素 303.1 pg/mL、pH 7.34、BE − 9.8 mmol/L、HCO_3^- 15.1 mmol/L。

影像学检查提示双肾萎缩、心包积液、胸腔积液，诊断为慢性肾功能不全（CKD 5 期）：①血尿素氮、肌酐升高，内生肌酐清除率 < 70 mL/min；②有不同程度贫血；③影像学检查示双肾固缩；④有高血压病史；⑤水、电解质失衡，代谢性酸中毒。同时诊断为肾性贫血，继发性甲状旁腺功能亢进，肾性骨病；心功能不全，心功能Ⅲ级；多浆膜腔积液（心包、胸腔）；代谢性酸中毒合并呼吸性碱中毒；电解质紊乱（低钙、高磷、高钾）。

开始规律血液透析 3 次/周，同时给予对症治疗，血液学指标逐渐好转。2015 年 1 月患者右胸壁结节逐渐增大至 2 cm，给予患者每周紫杉醇治疗，由于患者每周一、周三、周五行肾透析治疗，化疗时间选择在周五下午透析结束 2 小时后，经过 9 次化疗，患者右胸壁结节明显缩小，耐受性可（图 19 − 1）。

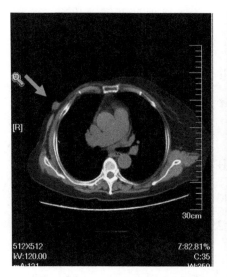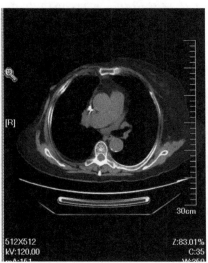

图 19 -1　患者经过紫杉醇治疗后，右胸壁结节较前明显缩小

病例分析

　　患者老年女性，既往高血压、慢性肾功能不全病史。其乳腺癌分子分型为三阴性，胸壁复发结节逐渐增大，需要化疗，但患者此时慢性肾脏病（chronic kidney disease，CKD）分期已达5期（肾衰竭），患者能否化疗？有研究表明，肾衰竭规律透析患者接受3周1次吡柔比星化疗，透析前、后患者血浆中均未检测出吡柔比星，血液透析不影响吡柔比星的治疗，透析后不需要追加剂量，化疗不良反应表现为骨髓抑制。本病例患者为老年女性，心功能不全，不适宜选择蒽环类化疗药物。乳腺癌的首选药物紫杉类药物中，紫杉醇的主要代谢途径为肝脏代谢，经胆汁随粪便排泄，仅有少量（约占给药量的13%）以原形从尿中排出，其清除半衰期为5.3~17.4小时。多西他赛主要在肝脏代谢，三相半衰期（α、β、γ）分别为4分钟、36分钟和11.1小时，主要以代谢产物的形式随粪便排出

（占给药量的 75%），经尿液排泄仅占 6%，仅有小部分以药物原形排出体外。结合患者一般情况，建议的治疗方案为相对较为温和的周疗紫杉醇，并选择患者每周最后 1 次透析后 2 小时给药，该患者用药后耐受性良好，且治疗有效。

病例点评

　　乳腺癌合并肾功能不全的患者所占比例很小，但却是乳腺癌治疗的一个难点，因为化疗作为全身性治疗的手段，无论通过口服、静脉等给药途径，化疗药物都会随血液循环分布到全身各器官和组织，在治疗恶性肿瘤的同时，可能对各正常器官、组织产生毒性作用，而且大部分化疗药物都需要通过肾脏进行代谢，而肾功能不全患者，其肾脏功能是否可以代谢化疗药物，对于肿瘤科医师来说，没有足够的经验，而对于肾脏内科医师而言，肿瘤化疗也并非擅长，这就造成了此类患者很难得到合适的治疗。

　　化疗是三阴性乳腺癌重要的治疗措施，极大地改善了此类患者的预后。本患者手术前后化疗并不充分，这是导致其乳腺癌无进展生存期短的原因之一，正是体现了三阴性乳腺癌化疗的重要性及必要性。本病例充分说明肾功能不全并非是化疗的绝对禁忌证，许多化疗药物对于肾功能不全的患者并非绝对禁忌，甚至有些药物对于肾功能不全患者并不需要特别调整化疗剂量。常见的肾损害化疗药物有顺铂、卡铂、环磷酰胺、异环磷酰胺、甲氨蝶呤等。在避开严重肾损害药物，并充分评估患者的不良反应及耐受性后，合理安排血液透析与化疗的时机，完全可以做到安全、有效地化疗。

参考文献

1. 张象麟，张培培，赖琪，等．药物临床信息参考．四川：四川科学技术出版社，2008：383 – 403.

2. 杜萌，曲恒燕，王岳，等．乳腺癌合并肾功能不全患者的化疗经验．临床肿瘤学杂志，2010，15（6）：549 – 551.

病例来源：解放军总医院第五医学中心（原 307 医院）

病例整理：肖锦怡

点评专家：王涛

笔记

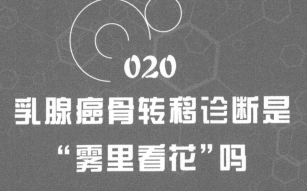

020
乳腺癌骨转移诊断是
"雾里看花"吗

病历摘要

病例 1

患者老年女性，71岁，主因左乳癌术后，间断腰部疼痛伴发热1月余于2014年12月1日就诊我科。

患者于1994年3月发现左乳外上象限肿物，1994年8月4日行左乳癌根治术，术后病理示（左乳）导管浸润癌，肿物大小2.5 cm×2.0 cm×1.5 cm。激素受体状态和HER2状态不明。术后曾行化疗及放疗。未口服内分泌药物，未进行规律复查。术后10年，2014年7月开始因皮肤神经性皮炎行糖皮质激素后出现间断发热经治疗恢复正常。2014年11月再次出现发热伴腰痛，行CT平扫

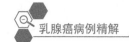
检查示两肺间质性改变，左肺上叶考虑感染性病变。骨扫描示第3、第4腰椎骨盐代谢异常旺盛考虑转移可能。骨CT示L3、L4椎体骨质破坏，周围软组织肿胀，考虑转移瘤。2014年11月10日至2014年11月25日当地住院期间曾行结核相关检验为阴性，尿培养结果大肠埃希菌阳性；曾先后行头孢他啶及美罗培南抗感染治疗，症状间断缓解。遂来我院就诊，入院时患者精神尚可，体温最高38.1℃，无咳嗽、咳痰等不适，可自行恢复，睡眠、食欲一般，不成形便、排尿正常。既往诊断为2型糖尿病，服用阿卡波糖治疗血糖基本正常。否认病毒性肝炎、结核等传染病史，否认高血压、冠心病等内科病史。查体：生命体征平稳，心脏、腹部、肺部未及明显阳性体征，腰椎局部轻度按压痛。初步诊断：左乳癌术后骨转移？发热原因待查？

入我院后重新会诊原乳腺癌病灶病理，免疫组化：ER（－），PR（－），HER2（0），Ki-67（约10%）。完善PET/CT检查（图20-1）：第3、第4腰椎骨质及周围软组织异常并代谢活性增高（SUVmax为9.0），高度怀疑为骨结核伴右侧腰大肌脓肿，不完全除外恶性病变；局部肺部结节未见明显代谢活性异常建议定期复查；余未见明显异常。2014年12月转至我院骨科后行前路腰椎病灶刮除、钛笼植入、钢板螺丝钉内固定术，术后病理：（腰椎及周围病变组织）骨及增生的纤维结缔组织，间质伴慢性炎性改变，多核巨细胞形成，示肉芽肿性炎改变，未见异型细胞，请结合临床除外结核性改变。免疫组化：ER（－），HER2（0），Ki-67（约10%），PR（－），CK7（－），CDX-2（－），CK（－），villin（－），Vim（＋）。出院后结核专科治疗，并嘱其按时行乳腺癌相关复查。

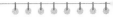
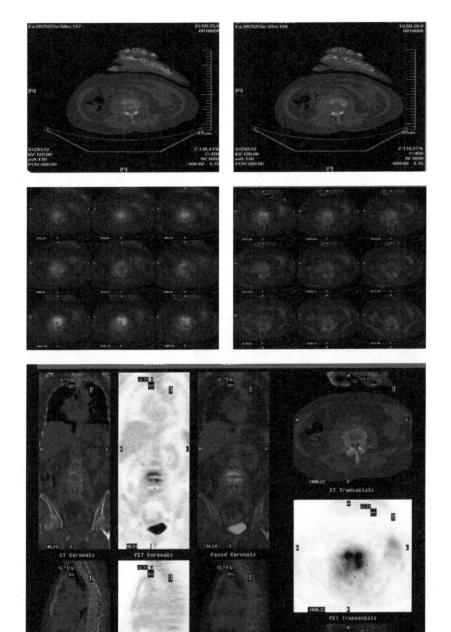

图 20 -1　PET/CT：L3、L4 椎体 CT 示虫噬样骨质破坏，
PET 对应椎体摄取增高（SUVmax：9. 0）

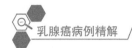

病例2

  患者女性，35 岁，左乳癌术后 7 年，术后曾行放疗、化疗及内分泌治疗。2019 年 2 月当地医院 PET/CT 显示胸 6 椎体异常高密度影伴 SUV 轻度升高，不排除异常，余未见异常。遂来我院就诊。复查胸椎骨 CT 提示胸 6 椎体高密度影不除外转移（图 20 - 2）。行局部胸椎骨穿刺活检（图 20 - 3），术后病理（图 20 - 4）：见转移癌，结合病史及免疫组化符合乳腺癌转移，免疫组化：ER（强 +，90%）、PR（弱 +，30%）、HER2（FISH 阴性）。给予内分泌解救治疗至今，病情稳定。

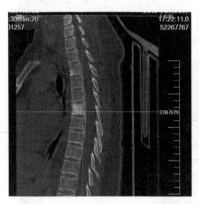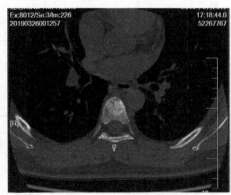

图 20 - 2　胸椎骨 CT 示 T6 椎体骨密度增高

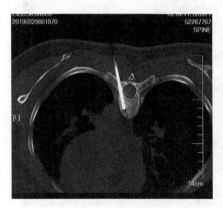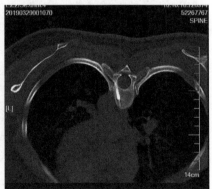

图 20 - 3　CT 引导下 T6 椎体穿刺活检

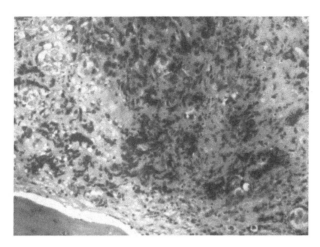

注：HE×10

图 20 - 4　胸 6 椎体骨穿刺病理示转移癌

病例分析

　　两例患者都是乳腺癌术后，经历了骨痛，并经骨扫描或 PET/
CT 检查显示有骨浓聚，1 例由于医生缺乏对于骨转移诊断的经验和
正确判断，使得误诊为骨转移，其实是感染性疾病，经过手术确诊
结核性疾病，经抗结核治疗得以痊愈。另外 1 例及时进行了骨活
检，确诊骨转移，经抗肿瘤治疗病情持续稳定中。

　　两例病例反映了乳腺癌骨转移的诊断及鉴别诊断的重要性。骨
转移的诊断和疗效评估需要综合多个影像学手段并结合患者的疼痛
及客观症状。患者若出现骨痛等症状或出现高钙血症、碱性磷酸
酶、乳酸脱氢酶升高或肿瘤标志物异常升高或其他检查发现可疑骨
转移时应及时行 ECT 等检查，以判断是否可能存在骨转移。但是仅
仅骨扫描异常时不应作为骨转移的诊断依据。骨转移癌骨扫描可表
现为阴性，当肿瘤侵蚀至骨产生变化时才可以看出异常；反之，当
患者骨扫描出现异常时并不一定是肿瘤所致，阳性的病变还包括骨

笔记

折、骨关节炎、骨感染、缺血性骨坏死、放射性骨病等。药物治疗的评价中如果使用骨扫描，即使治疗有效示踪剂的摄取在短期内也可能增加，出现所谓的闪烁现象，这时治疗有效而骨扫描显示浓聚加重。正确的方式应该是针对 ECT 检测的浓聚部位，进行 CT 或者 X 线检查以判断是否存在骨破坏。

ECT 出现浓聚部位增多也不应草率判断为病情进展，需加做 CT 骨窗。如原来溶骨病灶转变为骨质钙化、新增部位也为骨质钙化表现者应评价为治疗有效，如果新增部位为溶骨性破坏则判断为疾病进展。MRI 扫描敏感性高于 CT 但是特异性低于 CT，MRI 在判断神经血管受压、椎体累及的确切范围和脊椎稳定性方面优势更加明确，对于了解骨转移的手术和放疗的适应证很重要。但是单纯 MRI 异常不足以诊断骨转移，应该结合其他检查。骨活检取到病理是诊断乳腺癌骨转移的金标准，针对临床可疑骨转移尤其是没有软组织或者内脏转移的单发骨病灶患者，应进行骨活检以明确诊断。

乳腺癌骨转移绝大多数为溶骨性转移伴有骨质的破坏，有些患者在溶骨性病变治疗后的修复可以在影像学中表现为过度钙化而被误诊为成骨性改变，对这部分患者应追溯其首诊时的影像学检查是否有溶骨性改变。成骨转移只能通过 X 线或 CT 骨窗扫描得以诊断，但还需与溶骨或混合性转移治疗有效的成骨修复患者相鉴别。治疗过程中应该明确骨转移判断进展的标准，包括出现新的溶骨病灶，原有溶骨性病灶扩大，原有成骨性转为溶骨，出现骨以外新转移病灶。

病例点评

乳腺癌骨转移常见溶骨性骨转移或混合性骨转移。真正的成骨转移应该是没有经历过溶骨性转移。有报道罕见的术前Ⅳ期乳腺癌患者在初诊乳腺癌时从未接受过任何抗肿瘤治疗就已经存在成骨的全身播散表现。目前成骨性转移的形成机制并不明确。文献报道乳腺癌术后患者 PET/CT 显示多部位骨转移，骨窗 CT 没有病变，完成化疗后再查骨窗 CT，发现原显示的骨转移部位均变为典型成骨改变（图 20 - 5），在有效治疗后未出现溶骨破坏就直接转向稳定修复。因此，专家推断真正的成骨转移患者很可能经历了这样一个既相似、又不完全相同的过程，推断患者体内存在某种因素，促使这些隐匿病灶一开始就跳过了溶骨破坏阶段，直接进入稳定修复的成骨状态。

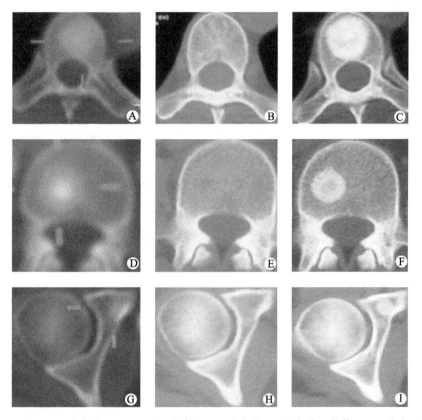

注：A：治疗前 PET/CT 胸 7 椎体；B：治疗前 CT 骨窗胸 7 椎体；C：治疗后 CT 骨窗胸 7 椎体；D：治疗前 PET/CT 腰 3 椎体；E：治疗前 CT 骨窗腰 3 椎体；F：治疗后 CT 骨窗腰 3 椎体；G：治疗前 PET/CT 右髂骨髋臼；H：治疗前 CT 骨窗右髂骨髋臼；I：治疗后 CT 骨窗右髂骨髋臼

图 20 - 5　有效治疗后未出现溶骨破坏直接转向稳定修复

　　骨转移治疗应该以抗乳腺癌全身治疗为主，结合局部治疗，如手术或放疗。需要放射科、骨科等多学科参与。治疗目标是控制肿瘤进展，预防和治疗骨相关事件；恢复功能、改善生活质量、延长生存期。其中最关键是疾病的诊断与评估。乳腺癌骨转移的全身治疗策略应该贯彻分类治疗的策略，根据患者激素受体表达和 HER2 表达，采用不同治疗策略。激素受体阳性患者可以给予内分泌治疗或靶向联合内分泌治疗，HER2 阳性患者应以抗 HER2 治疗为基础联合化疗。骨转移癌正确的诊断和疗效评估非常重要，在临床实践中应予以特别关注。

参考文献

1. VASSILIOU V, KALOGEROPOULOU C, CHRISTOPOULOS C, et al. Combination ibandronate and radiotherapy for the treatment of bone metastases：Clinical evaluation and radiologic assessment. International Journal of Radiation Oncology Biology Physics，2007，67（1）：264 –272.

2. AL – MUQBEL K M, YAGHAN R J, AL – OMARI M H, et al. Clinicalrelevance of ^{18}F – FDG – negative osteoblastic metastatic bone lesionsnoted on PET/CT in breast cancer patients. Nucl Med Commun, 2016, 37（6）：593 –601.

3. HAMAOKA T, MADEWELL J E, PODOLOFF D A, et al. Bone imaging inmetastatic breast cancer. J Clin Oncol, 2004, 22（14）：2942 –2953.

4. 孟祥颖，宋三泰. 乳腺癌骨转移药物治疗的疗效评价及分类处理. 中华肿瘤杂志，2017，39（3）：161 –165.

5. 孟祥颖，宋三泰. 乳腺癌成骨转移的诊断和治疗. 中华肿瘤杂志，2018，40（6）：401 –405.

病例来源：解放军总医院第五医学中心（原307医院）

病例整理：张会强

点评专家：王涛

021

AT 方案化疗后Ⅳ度粒缺伴发多重不良反应一例

病历摘要

患者女性，30 岁，2018 年 7 月 25 日以"确诊左乳癌伴淋巴结转移 2 月余"为主诉入院。

既往史：15 岁时曾患急性阑尾炎，经抗感染补液治疗后好转。否认慢性病、传染病史。

现病史：患者 2017 年 7 月（哺乳期 8 个月）自检发现左乳肿物，位于外上象限，2018 年 5 月 B 超示左乳肿物 5.2 cm×4.9 cm×3.8 cm，左腋窝肿大淋巴结 1.5 cm×0.9 cm。2018 年 5 月 18 日行左乳肿物及左腋窝肿大淋巴结穿刺活检，病理提示左乳浸润性乳腺癌，左腋下肿物见癌，免疫组化：ER（＋，90%），PR（＋，10%），HER2（－），Ki-67（90%）。相关检查未见远处转移征象。分期

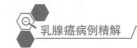

T3N1M0 Ⅲ A 期。

2018 年 5 月 28 日行双侧卵巢切除术，行依西美坦新辅助内分泌治疗，2 个月后评效 SD（好转）。2018 年 7 月 30 日开始行新辅助化疗，具体：多西他赛（120 mg，72 mg/m^2，d1）+ 吡柔比星（80 mg，48 mg/m^2，d2），2018 年 8 月 2 日予以聚乙二醇化重组人粒细胞刺激因子注射液（6 mg）预防性长效升白细胞保护。2018 年 8 月 5 日（化疗第 7 天）患者诉恶心、乏力、关节肌肉疼痛，体温 38.3 ℃，腹泻 5 次，为稀水样便。血常规结果示：白细胞计数 0.93 × 10^9/L、中性粒细胞计数 0.1 × 10^9/L、钠 129 mmol/L。给予保护性隔离、补充短效升白细胞、盐酸洛哌丁胺止泻、退热、补液、止吐、奥美拉唑联合康复新液及蒙脱石散保护胃肠黏膜、维持电解质平衡、哌拉西林钠他唑巴坦钠联合莫西沙星预防性抗感染治疗。2018 年 8 月 7 日（化疗第 9 天）18：00 诉右下腹疼痛伴恶心呕吐，查体：右下腹压痛、反跳痛。查超声示右下腹可见回盲部肠管扩张，宽约 2.9 cm，周围软组织回声增高，其周围可见 2～3 枚低回声肿大淋巴结，大者约为 1.2 cm × 0.8 cm，边界欠清。普外科医师会诊后，诊断为急性阑尾炎，考虑患者处于骨髓抑制期，腹腔炎症尚局限，暂不予手术治疗。立即禁食，给予静脉营养，调整抗生素为亚胺培南联合奥硝唑，并给予生长抑素抑制胃肠道的分泌和吸收，余对症治疗同前。2018 年 8 月 8 日（化疗第 10 天）体温达 39.3 ℃，腹泻 4 次，为水样便，诉右下腹痛较前减轻，呕吐次数较昨日减少。血常规结果示白细胞计数 0.45 × 10^9/L、中性粒细胞计数 0.03 × 10^9/L、血小板计数 51 × 10^9/L、降钙素原 0.74 ng/mL。继续给予保护性隔离、补充短效升白细胞、止泻、止吐、退热、静脉营养、生长抑素、保护胃肠黏膜、维持电解质平衡、抗感染治疗。2018 年 8 月 9 日（化疗第 11 天）体温达 39.1 ℃，成形便 3 次，呕吐 2 次。血常规结果示白细胞计数 0.91×10⁹/L、中性粒细胞计数 0.07×10⁹/L、血小板计数 91×10⁹/L、C-反应蛋白 320 mg/L、钾 2.82 mmol/L、钙 1.87 mmol/L、白蛋白 31 g/L。再次调整抗生素使用，亚胺培南调整为最大剂量 4 g/d，加用抗革兰氏阳性菌药物利奈唑胺，并联合人免疫球蛋白以提高抗感染疗效，考虑患者高强度抗感染治疗中，给予氟康唑预防真菌的产生。予保护性隔离、补充短效升白细胞、止泻、止吐、退热、静脉营养、生长抑素、保护胃肠黏膜、维持电解质平衡等对症支持治疗同前。2018 年 8 月 10 日（化疗第 12 天）反复发热，体温最高 38.5 ℃。查体：右下腹轻压痛，无反跳痛。血常规结果示白细胞计数 1.32×10⁹/L、中性粒细胞计数 0.35×10⁹/L、血小板计数 74×10⁹/L、C-反应蛋白 517 mg/L、钾 2.82 mmol/L。血液一般检查缓慢回升，继续目前治疗。2018 年 8 月 11 日（化疗第 13 天）反复发热，体温最高 38.5 ℃。查体：右下腹压痛及反跳痛均消失，无其他腹部不适。血常规结果示白细胞计数 3.3×10⁹/L、中性粒细胞计数 1.5×10⁹/L、血小板计数 55×10⁹/L、超敏 C-反应蛋白 294.4 mg/L、白蛋白 30 g/L、钾 3.49 mmol/L。血液一般检查结果继续回升，仍有发热，继续目前治疗。2018 年 8 月 12 日（化疗第 14 天）一般情况较前明显好转，腹泻 3 次，仍有反复发热。查体：左乳肿物较化疗前明显变软，腹部无异常。血常规结果示白细胞计数 7.65×10⁹/L、中性粒细胞计数 5.13×10⁹/L、血小板计数 109×10⁹/L、降钙素原 0.33 ng/mL、钾 3.09 mmol/L、氧分压 89 mmHg。血液一般检查结果恢复，患者无腹部不适，但仍反复发热，不除外 PICC 导管感染，给予拔除 PICC 管后未再发热。

🔬 病例分析

患者年轻女性，乳腺癌分子分型为激素受体阳性、HER2 阴性，

143

肿块偏大、腋窝淋巴结阳性，适合术前新辅助治疗。一线内分泌新辅助疗效欠佳，及时改为新辅助化疗，化疗方案选择为乳腺癌的首选药物蒽环及紫杉类。蒽环类药物常见不良反应为心脏毒性、恶心呕吐等，紫杉类药物常见不良反应为骨髓抑制、过敏、腹泻、周围神经炎、黏膜炎、水钠潴留等。化疗后骨髓抑制期患者易发感染，严重者甚至危及生命，所以对化疗药物不良反应的处理尤为重要。本例患者 AT 化疗后Ⅳ度粒缺持续 5 天，出现急性阑尾炎、PICC 导管感染、输液反应，以及恶心、呕吐、腹泻、电解质紊乱等不良反应，经过多学科共同努力，不良反应得到妥善处理。后续治疗综合考虑患者年轻、为哺乳期乳腺癌，激素受体阳性，HER2 阴性，行蒽环联合多西他赛治疗第 1 周期出现严重不良反应：Ⅳ度粒缺伴发热持续时间长，且合并腹泻、恶心呕吐等胃肠道反应，粒缺期出现急性阑尾炎。结合外科会诊意见考虑阑尾炎经内科治疗好转后需至少间隔 1 个月可手术。结合患者病情后续建议调整为不良反应相对较轻的紫杉醇周疗，依据变化调整治疗。详细向患者及其家属交代后表示理解。

病例点评

药物不良反应是指正常剂量的药物用于预防、诊断和治疗疾病或调节生理功能时出现的有害或与用药目的无关的反应。由于肿瘤化疗药物的治疗剂量与最大耐受剂量之间的差别很小，故时常出现化疗的毒副反应，严重者会导致患者死亡。化疗药物在杀灭肿瘤的同时，对增生活跃的骨髓、胃肠道黏膜、生殖细胞、毛发和肝、肾等脏器均有不同程度的损伤。有报告，因化疗不良反应及并发症引起的死亡率为 3% ～ 10%。中性粒细胞缺乏指外周血中性粒细胞绝对计数（absolute neutrophil coun，ANC）$< 0.5 \times 10^9 / L$，或预计 48 h 后 ANC $< 0.5 \times 10^9 / L$；严重中性粒细胞缺乏指 ANC $< 0.1 \times 10^9 / L$。发热：指单次口腔温度测定≥38.3 ℃，或 38.0 ℃ 持续超过 1 小时。化疗≥1 个周期的实体瘤患者 10% ~ 50% 出现发热。在国内医疗条件下，当外周血白细胞计数 $< 0.5 \times 10^9 / L$ 时，感染发生率可能达到 95.3% ~ 98.1% 。对发热伴中性粒细胞缺乏的患者，在出现临床表现后尽早应用经验性抗菌药物的治疗，因为这些患者的感染有可能迅速进展。绝大多数粒缺伴发热的患者，感染部位不明显或难以发现，常也无病原学阳性的培养结果，故经验性治疗应建立在对病原流行病学分布规律和耐药性规律充分认识的基础上。初始经验性抗菌药物治疗应以针对 G − 菌为主，在以下特定情况下加用抗 G + 菌的药物：①血流动力学不稳定，或有其他严重血流感染证据；②X 线影像学确诊的肺炎；③血培养为 G + 菌；④临床疑有严重导管相关感染；⑤任一部位的皮肤或软组织感染；⑥耐甲氧西林金黄色葡萄球菌、耐万古霉素肠球菌或耐青霉素肺炎链球菌定植；⑦已预防应用氟喹诺酮类药物，且经验性应用头孢他啶治疗时出现严重黏膜炎。甲硝唑用于有腹部感染的治疗。化疗导致的腹泻在癌症患者中常见，可导致相当高的患病率和死亡率。乳腺癌治疗药物中易致腹泻的药物有氟尿嘧啶、卡培他滨、多西紫杉醇、针对 EGFR 的分子靶向药物。其机理主要为：腺窝中的干细胞对化疗药中具有抗代谢或细胞毒性药物最敏感，引起腺窝上皮的衰变，减少其有丝分裂，刷状缘细胞内的酶减少，绒毛萎缩，随着损伤的修复，腺窝增生，而伴随固有层内有显著炎性细胞浸润。若所用药物剂量过大或疗程过长，必然会进一步使肠黏膜损伤加重，溃疡形成，使肠黏膜的水电解质转运功能异常，造成钾、钠、氯在肠腔内积聚，使水分向肠腔内运转，形成腹泻。治疗关键在于充分的评估（如果必要的话即

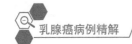

行反复的评估）、恰当的应用洛哌丁胺及受累患者的液体复苏。对于治疗没有效果的患者，早期应用奥曲肽和寻求专家意见可以降低患病率和死亡率。另外，益生菌活菌及上清液具有减轻化疗期间肠道黏膜微炎症反应，维持肠屏障功能的稳定等作用。化疗期间使用益生菌制剂可明显降低重度化疗诱导腹泻的发生率，服用该类制剂不影响化疗药物的疗效，并且并发症的发生率低。综上，抗肿瘤治疗注重疗效的同时，不可忽略药物不良反应的管理。

参考文献

1. FREIFELD A G, BOW E J, SEPKOWITZ K A, et al. Clinical practice guideline for the use of antimicrobial agents in neutropenic patients with cancer: 2010 update by the infectious diseases society of america. Clin Infect Dis, 2011, 52 (4): 56 – 93.

2. 胡龙华，王文丁，贾坤如，等. 血液病患者医院感染与白细胞数关系的研究. 中华医院感染学杂志, 2002, 12 (3): 191 – 192.

3. 中华医学会血液学分会，中国医师协会血液科医师分会. 中国中性粒细胞缺乏伴发热患者抗菌药物临床应用指南（2016 年版）. 中华血液学杂志, 2016, 37 (5): 353 – 359.

4. 孙曦，杨云生. 益生菌与肿瘤化疗相关研究进展. 中国实用内科杂志, 2016, 36 (9): 739 – 743.

病例来源：解放军总医院第五医学中心（原 307 医院）

病例整理：肖锦怡

点评专家：王涛

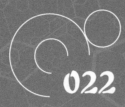

022
Pembrolizumab 联合
恩杂鲁胺治疗难治性
三阴性男性乳腺癌二例

📋 病历摘要

病例 1

患者男性，38 岁，2012 年发现右腋窝淡红色结节，外凸、实性、质硬，未予重视，后结节逐渐增大、增多，出现皮肤红肿破溃。2015 年 10 月就诊医院行右腋窝结节切取活检，病理：右腋窝大汗腺癌，中-低分化。免疫组化：ER（-）、PR（-）、HER2（1+）、Ki-67（25%）、PD-1（-）、PD-L1（-）、AR（+，90%）、GCDFP-15（2+）、GATA3（+）、Vim（-）。PET/CT 显示合并右腋窝、双颈部、纵隔多发淋巴结转移、双侧胸膜转移、双肺癌性淋巴管炎、胸腔积液。先后接受多柔比星，异环磷酰胺联合达卡巴嗪 2 个周期，评效 PD；多柔比星联合白蛋白结合型紫杉醇＋贝伐珠单抗 2 个周期，评效 SD；贝伐珠单抗＋依维莫司 1 个周期，评效 PD，长春瑞滨联合顺铂 2 个周期，评效 PD。2016 年 9 月 29 日起给予恩杂鲁胺（160 mg，口服，每日 1 次）联合 Pembrolizumab（2 mg/kg，静滴，每 2 周 1 次）治疗，评效 PR（图 22 - 1），ECOG 评分由 3 分好转为 0 分，PFS 为 9.0 个月。

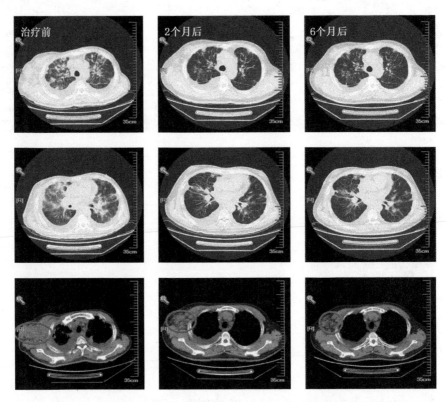

图 22 - 1　恩杂鲁胺联合 Pembrolizumab 治疗前后影像学变化

病例 2

患者男性，38 岁，2016 年 11 月发现左腋窝肿物，大小约 3.0 cm × 3.0 cm，质硬、活动度差，后进行性增大至 5.0 cm，左乳可触及大小约 5.5 cm 肿物，质硬、边界不清、活动度差。2016 年 12 月 16 日行左乳腺癌改良根治术，术后病理：左乳浸润性导管癌，低分化，淋巴结见转移癌 19/19。免疫组化：ER（−）、PR（−）、HER2（2＋）、FISH 阴性、Ki-67（40%）、AR（强＋，90%）。术后行 AC−T 辅助化疗、左胸壁＋左锁骨区辅助放疗。2017 年 8 月发现肺、淋巴结、右乳转移及胸腔积液，右乳穿刺病理示浸润性癌。免疫组化：ER（−）、PR（−）、HER2（2＋）、FISH 阴性、Ki-67（70%）。先后接受卡培他滨治疗 1 周，因腹泻 3 级、恶心 2 级、周身疼痛 2 级停用；吉西他滨联合奈达铂 4 个周期，评效 SD，TTP＝3 个月；吉西他滨联合阿帕替尼 6 个周期，评效 SD，TTP＝5 个月；长春瑞滨联合阿帕替尼 1 个周期，评效 PD。2018 年 8 月 20 日起给予恩杂鲁胺（160 mg，口服，每日 1 次）联合 Pembrolizumab（2 mg/kg，静滴，每 2 周 1 次）治疗，评效 PR（图 22−2），PFS 为 7.0 个月。

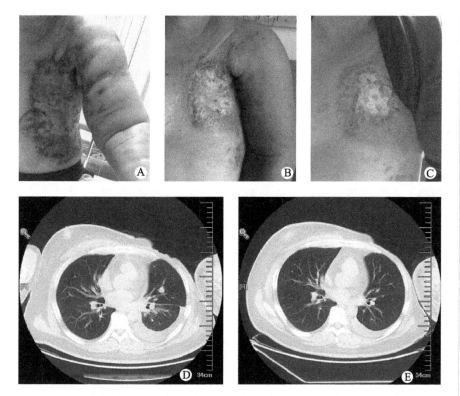

注：A：治疗前；B：2 个月后；C：4 个月后；D：治疗前；E：4 个月后

图 22−2　恩杂鲁胺联合 Pembrolizumab 治疗前后影像学变化

病例分析

大汗腺癌好发于腋窝、乳腺，其治疗目前尚无指南或共识，治疗经验均来自既往个例报道或回顾分析。乳腺的大汗腺癌病理类型罕见，通常 ER 阴性、PR 阴性、GCDFP-15 和 AR 阳性。男性乳腺癌是一种罕见的恶性肿瘤，约占所有新诊断乳腺癌的 1%。相较女性乳腺癌而言，男性乳腺癌患者就诊时疾病分期较晚、诊断时年龄较大，由此导致总体生存率较低。由于缺乏大型随机临床研究，目前男性乳腺癌的治疗策略通常由女性乳腺癌的临床研究数据推断而来。

三阴性乳腺癌作为一种独特的乳腺癌亚型，约占所有乳腺癌的 15%，侵袭性强、复发转移风险高、进展快、预后差。第 2 例患者术后仅 7 个月即发生复发转移。三阴性乳腺癌因 ER、PR、HER2 均阴性，缺乏内分泌及抗 HER2 治疗的靶点，目前化疗仍是主要的治疗手段。上述 2 例患者先后接受多重化疗，均疗效不佳。近年来，PARP 抑制剂、免疫检查点抑制剂、雄激素受体拮抗剂、抗体药物 – 偶联物等靶向药物成为三阴性乳腺癌研究的热点。

OlympiAD 研究显示对于携带 BRCA1/BRCA2 胚系突变的 HER2 阴性晚期乳腺癌患者，PARP 抑制剂奥拉帕尼相较于化疗可显著延长患者的 PFS（7.0 个月 *vs.* 4.2 个月），客观缓解率也有所提高（60% *vs.* 29%）。

程序性死亡受体-1（programmed Death-1，PD-1）/程序性死亡受体-配体 1（programmed cell death-Ligand 1，PD-L1）免疫治疗是当前备受瞩目的新一类抗癌疗法，通过阻断 PD-1/PD-L1 信号通路，利用人体自身的免疫系统抵御癌症，已被证实具备治疗多种

笔记

类型肿瘤的能力。三阴性乳腺癌的突变频率和免疫原性高于其他分子分型，因此也是抗 PD-1/PD-L1 治疗的潜在受益人群。Pembrolizumab 目前 FDA 批准的适应证多达 17 个、覆盖 11 个不同的瘤种，乳腺癌的初步尝试也显示了良好的前景。Ⅰb 期 KEYNOTE-012 临床研究分析了 27 例肿瘤细胞 PD-L1 表达水平 ≥ 1% 的晚期三阴性乳腺癌患者接受 Pembrolizumab 单药治疗的疗效，客观有效率为 18.5%，临床获益率为 22.2%。Atezolizumab 是抗 PD-L1 抗体，Ⅰb 期研究入组晚期三阴性乳腺癌患者、不要求 PD-L1 表达水平，接受 Atezolizumab 联合白蛋白结合型紫杉醇治疗，一线解救治疗的客观缓解率为 46%，二、三线治疗的客观有效率分别为 22% 和 40%。

雄激素受体是三阴性乳腺癌的另一潜在治疗靶点。目前雄激素阻断治疗被批准用于治疗局部晚期和晚期前列腺癌，雄激素阻断治疗药物包括第一代雄激素受体拮抗剂比卡鲁胺、第二代雄激素受体拮抗剂恩杂鲁胺、雄激素生物合成抑制剂阿比特龙。Bonnefoi H 等发起的 Ⅱ 期临床研究入组了 53 例 AR 阳性的三阴性晚期乳腺癌患者，接受阿比特龙治疗，结果显示临床获益率（clinical benefit rate，CBR）为 20%、中位 PFS 为 2.8 个月。Ⅱ 期临床研究 TBCRC011 显示比卡鲁胺治疗 AR 阳性三阴性晚期乳腺癌的 CBR 为 19%、中位 PFS 为 3 个月。前列腺癌的两项关键研究显示，恩杂鲁胺效果优于比卡鲁胺。Ⅱ 期临床研究 MDV3100-11 显示恩杂鲁胺治疗 AR 阳性三阴性晚期乳腺癌的 CBR 为 29%、中位 PFS 为 3.5 个月。

上述 2 例患者多重解救治疗失败，基因检测 BRCA 无致病突变，AR 强阳性，肿瘤细胞 PD-1、PD-L1 阴性，CTCs PD-L1 强阳性，已有的Ⅱ期临床研究初步显示了抗 PD-1 抗体 Pembrolizumab 及 AR 拮抗剂恩杂鲁胺治疗晚期三阴性乳腺癌的疗效及安全性，但均尚无治疗乳

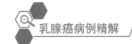

腺癌适应证。基于患者难治性，给予上述 2 例患者 Pembrolizumab 联合恩杂鲁胺治疗，最佳评效均达 PR，均获得临床获益，治疗耐受性良好。

📋 病例点评

大汗腺癌和男性乳腺癌均为罕见的恶性肿瘤，临床医师对其认识不深、容易被忽视，导致患者首诊时往往分期偏晚、预后较差，提示早诊断、早治疗的重要性。三阴性乳腺癌是一种特殊亚型，目前化疗在其系统治疗中仍占据主要地位，CBCSG006、TNT 等研究提示，铂类在三阴性乳腺癌患者中具有较高的有效率，因此含铂方案可作为三阴性乳腺癌解救化疗方案的优选，尤其是携带 *BRCA1/BRCA2* 突变的患者。由此指南共识专家建议对于三阴性晚期乳腺癌，特别是年轻患者，建议行 *BRCA* 基因突变检测。三阴性乳腺癌的异质性很强，依据基因图谱可进一步分为不同的亚型，目前接受度较高的分型为六分型：BL1、BL2、IM、M、MSL、LAR，以及改良后的四分型：BL1、BL2、M、LAR。复旦大学附属肿瘤医院邵志敏教授团队新的研究结果，将三阴性乳腺癌依据基因表达谱差异分为四个亚型：LAR、IM、基底样免疫抑制型（basal - like immune - suppressed，BLIS）、间质型（mesenchymal，MES）。不同分型可能适用不同的治疗策略，如 BLIS 铂类或 PARP 抑制剂效果可能较好、IM 免疫检查点抑制剂效果可能较好、LAR 可能适用内分泌治疗。2019 年Ⅲ期、随机对照临床研究 IMpassion130 结果喜人，该研究入选一线晚期三阴性乳腺癌患者，结果显示对 PD-L1 表达阳性亚组而言，在白蛋白结合型紫杉醇基础上联用 Atezolizumab 能显著延长 PFS（7.5 个月 *vs.* 5.0 个月）与 OS（25.0 个月 *vs.* 15.5 个月），基

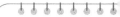

于该阳性研究结果，美国 FDA 已批准 Atezolizumab 联合白蛋白结合型紫杉醇一线治疗晚期三阴性乳腺癌（要求肿瘤浸润免疫细胞 PD-L1≥1%），Atezolizumab 成为乳腺癌瘤种获批的第一个免疫检查点抑制剂。

两例患者均为既往多重解救治疗失败、晚期三阴性男性乳腺癌，免疫组化检测均示 AR 表达强阳性，两例患者均从抗 PD-1 治疗联合 AR 拮抗剂治疗中获益，为我们开启了治疗新的思维方向。当然，需注意的是该抗雄激素治疗还是跨适应证用药。临床实践中使用还需要更多循证医学证据予以支持，需要用药前与患者充分沟通，用药中密切监测疗效和不良反应。

参考文献

1. SONI A, BANSAL N, KAUSHAL V, et al. Current management approach to hidradenocarcinoma: a comprehensive review of the literature. Ecancermedicalscience, 2015, 9: 517.

2. GOETZ M P, GRADISHAR W J, ANDERSON B O, et al. NCCN Guidelines Insights: Breast Cancer, Version 3. 2018. J Natl Compr Canc Netw, 2019, 17 (2): 118 – 126.

3. 中国抗癌协会乳腺癌专业委员会. 中国晚期乳腺癌临床诊疗专家共识（2018 版）. 中华肿瘤杂志, 2018, 40 (9): 703 – 713.

4. ROBSON M, IM S A, SENKUS E, et al. Olaparib for Metastatic Breast Cancer in Patients with a Germline BRCA Mutation. N Engl J Med, 2017, 377 (6): 523 – 533.

5. NANDA R, CHOW L Q, DEES E C, et al. Pembrolizumab in Patients With Advanced Triple – Negative Breast Cancer: Phase Ib KEYNOTE – 012 Study. J Clin Oncol, 2016, 34 (21): 2460 – 2467.

6. AKTAS B Y, TABAN H, AKSOY S. Atezolizumab and Nab – Paclitaxel in Advanced Triple – Negative Breast Cancer. N Engl J Med, 2019, 380 (10): 985 – 986.

7. MOHLER J L, ARMSTRONG A J, BAHNSON R R, et al. Prostate Cancer, Version

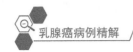
1. 2016. J Natl Compr Canc Netw, 2016, 14（1）：19 – 30.

8. BONNEFOI H, GRELLETY T, TREDAN O, et al. A phaseⅡ trial of abiraterone acetate plus prednisone in patients with triple – negative androgen receptor positive locally advanced or metastatic breast cancer（UCBG 12 – 1）. Ann Oncol, 2016, 27（5）：812 – 818.

9. GUCALP A, TOLANEY S, ISAKOFF S J, et al. Phase Ⅱ trial of bicalutamide in patients with androgen receptor – positive, estrogen receptor – negative metastatic Breast Cancer. Clin Cancer Res, 2013, 19（19）：5505 – 5512.

10. PENSON D F, ARMSTRONG A J, CONCEPCION R, et al. Enzalutamide Versus Bicalutamide in Castration – Resistant Prostate Cancer：The STRIVE Trial. J Clin Oncol, 2016, 34（18）：2098 – 2106.

11. SHORE N D, CHOWDHURY S, Villers A, et al. Efficacy and safety of enzalutamide versus bicalutamide for patients with metastatic prostate cancer（TERRAIN）：a randomised, double – blind, phase 2 study. Lancet Oncol, 2016, 17（2）：153 – 163.

病例来源：解放军总医院第五医学中心（原 307 医院）

病例整理：周金妹

点评专家：王涛

023
HER2 阳性乳腺癌脑转移
长期生存一例

病历摘要

患者于 2009 年 2 月行右乳肿物粗针穿刺活检，诊断乳腺癌，病理示右乳浸润性导管癌，Ⅱ级，免疫组化结果示 ER（＋，30%）、PR（＋，＜20%）、HER2（±）。遂行 1 个周期 TAC 及 3 个周期 AT 新辅助化疗。于 2009 年 5 月行右乳癌改良根治术，术后病理：右乳浸润性导管癌，Ⅱ级，大小约 3.5 cm×2.5 cm×1.2 cm，腋窝淋巴结转移 13/17。免疫组化结果示 ER（－）、PR（－）、HER2（＋）。术后再行 1 个周期 AT 辅助化疗及辅助放疗。2009 年 8 月就诊我院，按照我院诊疗常规，予以会诊病理，结果示右乳浸润性导管癌，ER（＋，10%～15%）、PR（＋，10%～30%）、HER2（3＋）。2009 年 8 月起行曲妥珠单抗联合卡培他滨辅助治疗 6 个周期后，序贯为单药曲妥珠单抗辅助治疗用满 1 年，同时行戈舍瑞林联合阿那曲唑辅助内分泌治疗。2011 年 4 月自行改为单药他莫昔芬辅助内分泌治疗。

2013 年 9 月脑 MRI 诊断脑转移，行伽马刀脑转移病灶放疗（53% 等剂量曲线，Dt1800cGy/1f），同时继续给予戈舍瑞林联合阿那曲唑全身内分泌治疗及曲妥珠单抗靶向治疗。治疗期间于 2014 年 10 月因经济原因停用曲妥珠单抗治疗，2015 年 2 月行双侧卵巢切除术。2015 年 10 月复查示新发小脑转移及肋骨转移，全身治疗予以曲妥珠单抗联合依西美坦，小脑转移灶予以射波刀治疗（70% 等剂量曲线，Dt2100cGy/3f）。2016 年 6 月因"体位改变时头晕伴恶心、呕吐"完善检查后，影像学检查不除外放疗后脑坏死，或脑内疾病进展，于首都医科大学附属北京天坛医院行"右小脑病变切除术 + 硬脑膜修补术"，术后病理小脑组织大面积放射性坏死，未显示转移瘤。术后继续依西美坦联合赫赛汀治疗至今（图 23 - 1）。

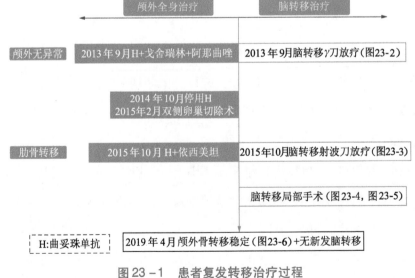

图 23 - 1　患者复发转移治疗过程

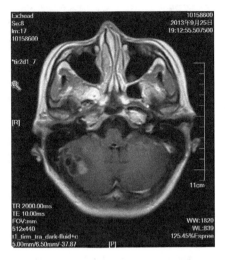
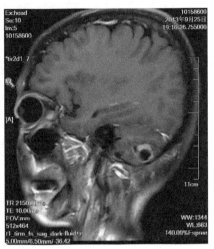

图23-2　2013年9月首次出现脑转移，行伽马刀放疗

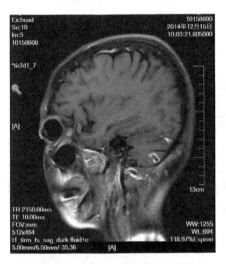
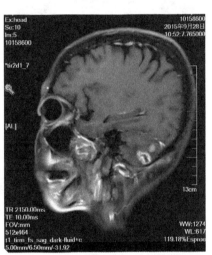

图23-3　2015年9月复查示影像学较前新发小脑转移，行射波刀放疗

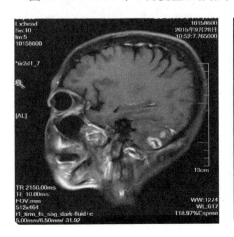
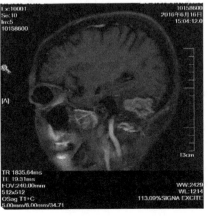

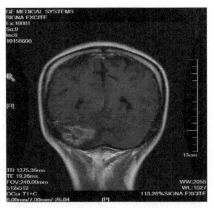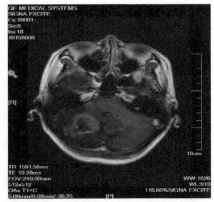

图 23 - 4　2016 年 6 月出现头晕症状，对比 2015 年 9 月
核磁所见小脑局部病灶

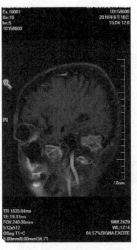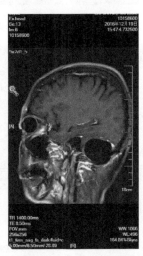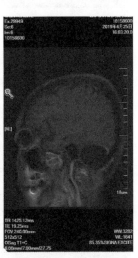

图 23 - 5　小脑局部病灶术前与术后持续稳定核磁影像

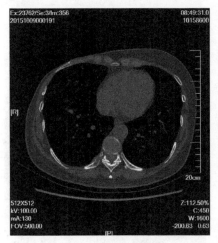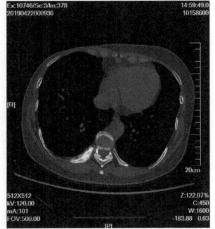

图 23 - 6　颅外肋骨转移稳定

病例分析

乳腺癌患者中20%~30%存在 *HER2* 基因的扩增，此类患者肿瘤侵袭性强、复发率高，基于 HER2 标准检测的基础上，已有多种靶向 HER2 药物应用于临床。曲妥珠单抗仍有其基石的作用改变了此类患者早期疾病的进程，即使复发转移后抗 HER2 治疗也可以取得好的疗效。本例患者根据指南术后标准推荐方案是曲妥珠单抗1年标准辅助治疗，于外院检测 HER2 为阴性，再次会诊为阳性，也说明了 HER2 重复检测的重要性和必要性。

乳腺癌脑转移虽然较骨转移和内脏转移发生率低，一旦出现患者生存时间及生活质量将产生严重影响，高达一半的晚期 HER2 阳性乳腺癌患者最终会发生脑转移。已经有研究显示，脑转移后持续抗 HER2 治疗可减少颅外疾病进展对生命的威胁，相关治疗指南亦对此作出了明确的指导。此患者接受脑局部伽马刀放疗的同时给予曲妥珠单抗的靶向 HER2 治疗，有着2年多的获益。后续因经济原因在曲妥珠单抗停药后再度出现颅内新发病灶，并且同时伴有颅外新发单纯肋骨转移，结合治疗指南及患者曲妥珠单抗既往获益情况及颅外病灶负荷，颅外全身治疗给予继续曲妥珠单抗靶向 HER2 并更换依西美坦解救内分泌；颅内病灶经多学科会诊给予局部射波刀放疗。所以，客观评价放疗和靶向治疗联合的疗效和不良反应对优化 HER2 阳性乳腺癌脑转移患者综合治疗有重要价值。

对于脑转移治疗后的临床表现及影像学改变要注意对于放疗后脑坏死和脑病灶进展的鉴别诊断。放射性脑坏死是颅内放疗后晚期且不可逆的不良反应，可造成患者的不适症状及神经功能障碍，极其严重时可危及生命。既往脑转移患者整体预后较差，乳腺癌脑转

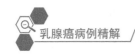
移放射性脑坏死报道的总体发生率低，尤其是症状性脑坏死，发生率为6%~11%。经多学科会诊结合影像学表现及临床症状不除外脑坏死建议行局部手术治疗；此患者接受甘露醇、地塞米松等脱水治疗后接受手术治疗后症状好转，术后病理提示为放射性脑坏死。此患者后续定期复查脑核磁并注意其颅外转移情况，随访至今颅内及颅外均处于稳定状态。

乳腺癌脑转移的治疗包括手术、放疗（全脑放疗、立体定向放疗）、化疗与靶向药物治疗等。其中放疗与手术是乳腺癌脑转移治疗的基石，特别是对于临床症状严重的患者。然而这种治疗模式受到诸多条件的限制，如肿瘤大小、数量、位置及不可耐受的不良反应等。所以我们对脑转移的药物治疗也进行了积极的探索研究。针对初治HER2阳性乳腺癌脑转移患者的Ⅱ期LANDSCAPE研究，拉帕替尼联合卡培他滨治疗的患者中位至全脑放疗时间为8.3个月，提示了靶向治疗在HER2阳性脑转移患者中的疗效，可以推后全脑放疗的时间。部分回顾研究证明，曲妥珠单抗对于乳腺癌脑转移有一定的临床疗效。registHER是对HER2+脑转移患者的大型前瞻观察性研究（$n=1012$）。分析显示HER2阳性的乳腺癌脑转移患者接受曲妥珠单抗对比未用者mOS分别为17.5个月 *vs.* 3.8个月。此外，亚组分析显示接受曲妥珠单抗对比未用者死于颅外疾病进展的比例分别为20% *vs.* 73.3%。CEREBEL研究比较了HER2阳性患者在接受拉帕替尼＋卡培他滨或曲妥珠单抗＋卡培他滨治疗后出现疾病复发，且以中枢神经系统转移为最先表现的发生率，结果显示，拉帕替尼与曲妥珠单抗在控制乳腺癌脑转移发生率没有明显差异。上述结果显示，乳腺癌脑转移患者应用抗HER2靶向治疗有一定的临床获益。然而由于缺乏更高证据级别的数据尚无针对HER2阳性乳腺癌患者药物治疗较为公认的推荐。

WBRT 用于多发脑转移，随着局部治疗和药物治疗的进步，脑转移的预后不断改善，临床研究也更加关注于全脑放疗的毒性。随着对 WBRT 对认知功能和 QOL 影响理解的深入，如临床有合适替代治疗方式，WBRT 可放在其他放疗方式之后，推迟 WBRT 的使用。

病例点评

本例患者就诊我院后结合既往新辅助及辅助用药情况术后行卡培他滨的辅助治疗，虽然后续发布的 CREATE-X 研究在 HER2 阴性的患者中有证实辅助强化卡培他滨获益，但是该患者在术后卡培他滨的辅助同时接受曲妥珠单抗靶向及辅助内分泌治疗也有着很好的获益。经典的 HERA 研究、NSABP-9831/B-31 研究和 BCIRG006 研究结果证实曲妥珠单抗术后 1 年标准辅助治疗能显著延长 HER2 阳性乳腺癌患者的总生存期。近年来新的抗 HER2 药物也越来越多用于临床，与此同时 HER2 检测中也出现了一些新进展和新问题。2019 年 3 月《中华病理学杂志》出版的乳腺癌 HER2 检测指南（2019 版）补充了相关领域的更新，旨在提高 HER2 检测的准确性和可重复性，并选择适合抗 HER2 靶向治疗的乳腺癌患者，明确了相关的检测标准。患者术后 4 年余出现脑转移，经历了外科、放疗及全身的曲妥珠单抗持续抗 HER2 治疗。得益于全身治疗＋局部治疗、多学科协作，目前病情控制好并维持至今。同时也说明对 HER2 阳性乳腺癌，检测的准确性及重复检测的必要性和抗 HER2 治疗的重要性。

HER2 阳性患者需要持续抗 HER2 治疗，同时需认识到脑转移患者控制颅外病灶的重要性。ASCO 晚期 HER2 阳性乳腺癌指南更新继续了 2014 年的指导意见：对于 HER2 阳性乳腺癌脑转移治疗的同时全身治疗建议接受抗 HER2 治疗；颅外病灶无进展的患者建议维持原治疗方案，颅外病灶同时进展的患者在颅内病灶接受手术或脑部放疗时，颅外病灶按 HER2 阳性型 MBC 治疗模式作相应更改。近年来由于肿瘤影像技术及治疗水平的提高，乳腺癌脑转移的发生率呈逐年上升的趋势，也有部分患者可能是在临床中有症状时才被发现。影响乳腺癌脑转移发生最重要的两个因素是诊断时的分期和分子亚型。Ⅳ期乳腺癌可高达 13%；HER2 阳性型脑转移发生率最高，其次是三阴性，Luminal 型最低；年轻、高增殖指数、激素受体阴性、HER2 阳性的患者发生率最高。所以应定期复查尤其伴有高危因素的患者，一旦发现乳腺癌脑转移，发挥肿瘤科、神经外科、放疗科、影像科等多学科的模式，充分发挥放疗、手术、药物治疗等多种手段，延长生存期同时提高患者生存质量、减少毒性反应。

　　手术和放疗作为局部治疗手段各有适应证，准确掌握、取长补短、规范应用患者才有可能会从中获益。脑转移治疗有着快速的进展，其中 WBRT 不再是脑转移必不可少的治疗。N0574 评价 WBRT 对患者生活质量评分（quality of life，QOL）和认知功能的影响，213 例中 1～3 例脑转移患者随机分入 SRS 或 SRS + WBRT，首要研究终点 3 个月时的认知功能。与 SRS 比较 SRS + WBRT 组患者认知功能明显下降，92% *vs.* 64%（$P < 0.001$），WBRT 影响 3 个月时 QOL。有 Meta 分析对比了接受 SRS 或 SRS + WBRT 的治疗情况。WBRT 可提高颅内病灶控制但未能转化为生存获益，SRS 组最常见死亡原因是颅外进展，仅有 <10% 患者死于颅内进展。精准放疗是治疗脑转移的重要手段，选用放射外科治疗单发和多发的脑转移，通过提高转移灶局控希望可以转化为生存获益。精准放疗要求：靶

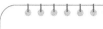

区勾画要准确、剂量计算要精确、治疗实施要精准。但对于脑转移患者如何选择手术时机，什么样的患者可先选择手术治疗，手术方式如何选择等问题，仍需要大样本临床资料进一步分析。另外，对于乳腺癌脑转移瘤患者的细胞毒药物和靶向药物治疗的研究需继续深入。如何提高现有的药物在颅内的浓度，目前正在研发的靶向药物及新型制剂的临床效果如何，都是临床实践中需要解决的问题。

此外，放射性脑坏死等毒性反应需要引起重视，而抗肿瘤药物的联合对放射性损伤可能有叠加或增敏作用。尤其是诊断与鉴别诊断是关键，同时应给予及时的对症治疗，此时如果没有意识到此类问题而诊断为脑转移进展继续采取局部治疗则会对病情有进一步的加重。放射性脑坏死的治疗包括药物治疗及手术等。此类患者往往存在颅高压症状，目前暂无前瞻性、随机对照研究，糖皮质激素的使用是经典治疗。此外，已有文献报道由于放射性脑坏死可能继发于血管内皮损伤，抗血管内皮生长因子药物可以减轻血管源性水肿及相关症状。越来越多的临床研究提示部分放射性脑坏死的患者，在接受贝伐珠单抗治疗后症状减轻，改善放射性脑坏死的影像学表现。随着HER2阳性乳腺癌脑转移生存期的延长，接受再程放疗的机会增加，放射性脑坏死的报道也逐渐增多。而对其治疗的探索尤其是抗血管生成药物的使用需要进一步研究。相信在更有效的全身治疗的基础上，放疗和靶向治疗的联合会不断优化而且越来越安全、有效率更高。

参考文献

1. PESTALOZZI B C, HOLMES E, DE AZAMBUJA E, et al. CNS relapses in patients with HER2 - positive early breast cancer who have and have not received adjuvant trastuzumab: a retrospective substudy of the HERA trial (BIG 1 - 01). Lancet Oncol,

2013, 14 (3): 244 – 248.

2. ZHANG Q, CHEN J, YU X L, et al. Systemic treatment after whole – brain radiotherapy may improve survival in RPA class Ⅱ/Ⅲ breast cancer patients with brain metastasis. Journal of Neuro – oncology, 2013, 114 (2): 181 – 189.

3. RAMAKRISHNA N, TEMIN S, CHANDARLAPATY S, et al. Recommendations on disease management for patients with advanced human epidermal growth factor receptor 2 – positive breast cancer and brain metastases: American Society of Clinical Oncology clinical practice guideline. J Clin Oncol, 2014, 32 (19): 2100 – 2108.

4. BACHELOT T, ROMIEU G, CAMPONE M, et al. Lapatinib plus capecitabine in patients with previously untreated brain metastases from HER2 – positive metastatic breast cancer (LANDSCAPE): a single – group phase 2 study. Lancet Oncology, 2013, 14 (1): 64 – 71.

5. BRUFSKY A M, MAYER M, RUGO H S, et al. Central nervous system metastases in patients with HER2 – positive metastatic breast cancer: incidence, treatment, and survival in patients from regist HER. Clin Cancer Res, 2011, 17 (14): 4834 – 4843.

6. PIVOT X, MANIKHAS A, ŻURAWSKI B, et al. CEREBEL (EGF111438): A Phase Ⅲ, Randomized, Open – Label Study of Lapatinib Plus Capecitabine Versus Trastuzumab Plus Capecitabine in Patients With Human Epidermal Growth Factor Receptor 2 – Positive Metastatic Breast Cancer. J Clin Oncol, 2015, 33 (14): 1564 – 1573.

7. CAMERON D, PICCART – GEBHART M J, GELBER R D, et al. Herceptin Adjuvant (HERA) Trial Study Team. 11 years' follow – up of trastuzumab after adjuvant chemotherapy in HER2 – positive early breast cancer: final analysis of the HERceptin Adjuvant (HERA) trial. Lancet, 2017, 389 (10075): 1195 – 1205.

8. PEREZ E A, ROMOND E H, SUMAN V J, et al. Trastuzumab plus adjuvant chemotherapy for human epidermal growth factor receptor 2 – positive breast cancer: planned joint analysis of overall survival from NSABP B – 31 and NCCTG N9831. J Clin Oncol, 2014, 32 (33): 3744 – 3752.

9. SLAMON D J, EIERMANN W, ROBERT N J. BCIRG – 006 Investigators. Ten year

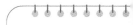

follow – up of BCIRG – 006 comparing doxorubicin plus cyclophosphamide followed by docetaxel（AC→T）with doxorubicin plus cyclophosphamide followed by docetaxel and trastuzumab（AC→TH）with docetaxel, carboplatin and trastuzumab（TCH）in HER2 + early breast cancer. Cancer Res, 2016, 76（4）: 4 – 5.

10. GIL – GIL M J, MARTINEZ – GARCIA M, Sierra A, et al. Breast cancer brain metastases: a review of the literature and a current multidisciplinary management guideline. Clinical and Translational Oncology, 2014, 16（5）: 436 – 446.

11. BROWN P D, AHLUWALIA M S, KHAN O H, et al. Whole – Brain Radiotherapy for Brain Metastases: Evolution or Revolution? J Clin Oncol, 2018, 36（5）: 483 – 491.

12. OLSON E M, NAJITA J S, SOHL J, et al. Clinical outcomes and treatment practice patterns of patients with HER2 – positive metastatic breast cancer in the post – trastuzumab era. Breast, 2013, 22: 525 – 531.

13. DELISHAJ D, URSINO S, PASQUALETTI F, et al. Bevacizumab for the treatment of radiation – induced cerebral necrosis: a systematic review of the literature. J Clin Med Res, 2017, 9（4）: 273 – 280.

病例来源：解放军总医院第五医学中心（原307医院）

病例整理：张会强

点评专家：王涛

024
依维莫司治疗晚期乳腺癌的不良反应管理一例

病历摘要

患者女性，63岁，2009年4月（59岁、绝经后）行右乳腺癌改良根治术，术后病理：右乳浸润性导管癌，Ⅲ级，大小2.0 cm×2.0 cm×1.5 cm，淋巴结见转移癌5/20。免疫组化：ER（3＋，＞75%）、PR（＋，10%）、HER2（1＋）、Ki-67（30%）。术后行 FEC×3－T×3 辅助化疗、右胸壁＋右锁骨上下区辅助放疗和来曲唑辅助内分泌治疗。2013年7月来曲唑辅助内分泌治疗4年时发现肺转移及胸3椎体骨转移，无病生存时间51个月。2013年7月开始依西美坦（25 mg 每次，每日1次）联合依维莫司（5 mg 每次，每日1次）解救治疗，2个月后评效 PR（图24－1），5个月后患者出现口腔炎2级，同时出现咳嗽咳白色黏痰不适、不伴发热，完善肺 CT 检查提示双肺炎症，血液学感染指标无明显异常，考虑药物相关性非感染性肺炎，2 级，嘱患者停用依维莫司、保持良好的口腔卫生、避免食用刺激性或坚硬的事物，给予口腔局部镇痛治疗、糖皮质激素（甲泼尼龙琥珀酸钠）治疗，1 周后患者口腔疼痛及咳嗽咳痰不适症状基本痊愈，复查肺 CT 双肺炎症明显好转（图 24 - 2），后续继续依西美坦单药治疗直至疾病进展。

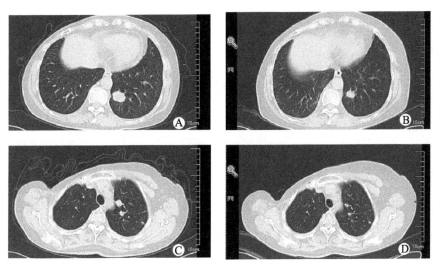

注：A、C：治疗前；B、D：2 个月后

图 24 - 1　患者治疗前后肺转移灶影像学变化

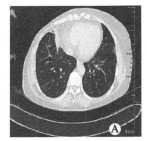 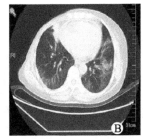 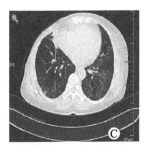

注：A：2 个月后；B：5 个月后；C：对症治疗 1 周后

图 24 - 2　患者肺炎对症治疗前后影像学变化

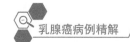

病例分析

　　乳腺癌是我国女性最常见的恶性肿瘤，发病率呈逐年上升趋势，其中3%～10%的患者在首诊时即有远处转移，早期患者中也有30%～40%可发展为晚期乳腺癌。晚期乳腺癌的治疗目的是延长无进展生存期及总生存期、改善生活质量。乳腺癌包括多种亚型，其中70%～80%为HR阳性的Luminal A型或Luminal B型，NCCN、ESMO、ABC、中国抗癌协会乳腺癌诊治指南与规范均明确指出，内分泌治疗是该亚型患者治疗的重要手段，对于部分患者内分泌治疗是优选。该患者肿瘤负荷较轻、为无症状的内脏转移、无病生存时间大于2年，因此一线解救优选内分泌治疗。

　　该患者辅助非甾体类AI辅助治疗4年后出现疾病进展，属于内分泌治疗继发耐药患者。早期研究显示这样的非甾体AI治疗失败患者，选择甾体类AI治疗，中位PFS时间是3～5个月。CONFIRM研究（入选了42.5%既往AI治疗失败的患者）显示对于AI治疗失败患者，氟维司群500 mg治疗的中位PFS是5.8个月。BOLERO-2研究证实，当非甾体类AI治疗失败后在依西美坦基础上，联合mTOR抑制剂依维莫司较依西美坦单药可显著改善患者的PFS（7.8个月 *vs.* 3.2个月，*HR*=0.45，*P*<0.0001）。因此，指南指出非甾体类AI治疗失败可选择甾体类AI（加或不加依维莫司）、氟维司群、他莫昔芬或甲羟孕酮。循证医学数据显示依维莫司联合AI能够获得最好的获益，遂给予患者依西美坦联合依维莫司治疗，鉴于本中心临床实践初期使用依维莫司的起始用量为BOLERO-2研

笔记

168

究推荐的 10 mg/d，但绝大多数患者不能耐受、需要下调剂量。笔者也总结了本中心 110 例采用依维莫司 5 mg/d 剂量联合内分泌治疗的疗效及安全性，显示依维莫司 5 mg/d 剂量不影响疗效，同时不良反应发生率大大下降（文章待发表）。因此，该患者的依维莫司起始剂量为 5 mg/d，疗效确切，但治疗 5 个月后患者出现了考虑主要与依维莫司相关的不良反应：口腔炎 2 级、非感染性肺炎 2 级，依据依维莫司用药管理建议给予对症处理后好转。该患者在积极对症治疗 1 周后口腔炎及非感染性肺炎均恢复至≤1 级。

🏥 病例点评

内分泌治疗是激素受体阳性乳腺癌的重要治疗手段，目前晚期激素受体阳性乳腺癌内分泌治疗已经进入了靶向加的时代。CDK4/6 抑制剂联合 AI 已经成为晚期激素受体阳性乳腺癌的标准一线治疗。该患者治疗还无 CDK4/6 抑制剂国内上市，但靶向治疗联合内分泌治疗已经显示了良好前景。

mTOR 抑制剂依维莫司是当时可实行的靶向治疗策略之一。PrECOG0102 Ⅱ、TAMRAD/GINECO、BOLERO-2 三项前瞻随机研究和 STEPAUT、EVEREXES、4EVER、BRAWO 四项观察研究显示，其联合内分泌治疗能延长既往内分泌治疗失败患者的 PFS。国外临床研究推荐的依维莫司初始剂量为 10 mg/d，但 BOLERO-2 研究中，62% 的患者治疗过程中有减量和中断治疗。BALLET 研究中，依维莫司 10 mg/d 治疗组有 56.2% 患者有用药中断，59.6% 的患者有剂量改变。本中心临床实践依维莫司起始剂量为

169

5 mg/d。

依维莫司常见的不良反应包括口腔炎、非感染性肺炎、皮疹、疲劳、高血糖、高血脂等。对于本例患者出现的口腔炎和非感染性肺炎都是依维莫司常见的不良反应。依维莫司所致口腔炎其特点与化疗所致的口腔炎不同，主要表现为黏膜溃疡（常见于舌尖、口咽），伴局部疼痛、吞咽困难不适，偶有出血。口腔炎的预防、早诊、早治非常重要，治疗前患者教育和及时的对症处理尤为重要。保持良好的口腔卫生，出现口腔炎后局部镇痛（如苯佐卡因、盐酸丁卡因等），或加用局部皮质类固醇。非感染性肺炎是依维莫司少见但比较严重的不良反应。患者可以无明显临床症状或合并非特异临床症状若咳嗽、胸闷、呼吸困难、缺氧，胸部影像学常可见毛玻璃样阴影和局灶实变影（主要见于肺下叶）。依据症状严重程度考虑停用依维莫司及应用糖皮质激素，可以达到较好的治疗效果。

针对可能出现的不良反应，制定良好的预案，给予充分的不良反应教育和管理，能够很好的控制依维莫司的可能不良反应，使药物发挥最佳疗效。

参考文献

1. CHEN W, ZHENG R, BAADE P D, et al. Cancer statistics in China, 2015, CA Cancer J Clin, 2016, 66（2）：115－132.

2. DI L A, JERUSALEM G, PETRUZELKA L, et al. Results of the CONFIRM phaseⅢ trial comparing fulvestrant 250 mg with fulvestrant 500 mg in postmenopausal women with estrogen receptor－positive advanced breast cancer. J Clin Oncol, 2010, 28（30）：4594－4600.

3. YARDLEY D A, NOGUCHI S, PRITCHARD K I, et al. Everolimus plus exemestane in postmenopausal patients with HR（＋）breast cancer：BOLERO－2 final progression－

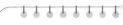

free survival analysis. Adv Ther, 2013, 30（10）: 870－884.

4. THERIAULT R L, CARLSON R W, ALLRED C, et al. Breast cancer, version 3. 2013: featured updates to the NCCN guidelines. J Natl Compr Canc Netw, 2013, 11（7）: 753－760.

5. CARDOSO F, HARBECK N, FALLOWFIELD L, et al. Locally recurrent or metastatic breast cancer: ESMO Clinical Practice Guidelines for diagnosis, treatment and follow－up. Ann Oncol, 2012, 23（7）: 1－9.

6. CARDOSO F, COSTA A, NORTON L, et al. 1st International consensus guidelines for advanced breast cancer（ABC 1）. Breast, 2012, 21（3）: 242－252.

7. 中国抗癌协会乳腺癌专业委员会. 中国抗癌协会乳腺癌诊治指南与规范（2013版）. 中国癌症杂志, 2013,（8）: 637－693.

8. AAPRO M, ANDRE F, BLACKWELLl K, et al. Adverse event management in patients with advanced cancer receiving oral everolimus: focus on breast cancer. Ann Oncol, 2014, 25（4）: 763－773.

9. PETERSON M E. Management of adverse events in patients with hormone receptor－positive breast cancer treated with everolimus: observations from a phase Ⅲ clinical trial. Support Care Cancer, 2013, 21（8）: 2341－2349.

10. BACHELOT T, BOURGIER C, CROPET C, et al. Randomized phase Ⅱ trial of everolimus in combination with tamoxifen in patients with hormone receptor－positive, human epidermal growth factor receptor 2－negative metastatic breast cancer with prior exposure to aromatase inhibitors: a GINECO study. J Clin Oncol, 2012, 30（22）: 2718－2724.

11. LOUSBERG L, JERUSALEM G. Safety, Efficacy, and Patient Acceptability of Everolimus in the Treatment of Breast Cancer. Breast Cancer（Auckl）, 2016, 10: 239－252.

12. RUGO H S, PRITCHARD K I, GNANT M, et al. Incidence and time course of everolimus－related adverse events in postmenopausal women with hormone receptor－positive advanced breast cancer: insights from BOLERO－2. Ann Oncol, 2014, 25

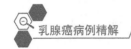
（4）：808 – 815.

13. JERUSALEM G, MARIANI G, CIRUELOS E M, et al. Safety of everolimus plus exemestane in patients with hormone – receptor – positive, HER2 – negative locally advanced or metastatic breast cancer progressing on prior non – steroidal aromatase inhibitors：primary results of a phase Ⅲb, open – label, single – arm, expanded – access multicenter trial （BALLET）. Ann Oncol, 2016, 27 （9）：1719 – 1725.

病例来源：解放军总医院第五医学中心（原307医院）

病例整理：周金妹

点评专家：王涛

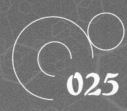

025
替莫唑胺治疗晚期乳腺癌
放疗后进展脑转移一例

病历摘要

患者女性，49 岁。2005 年 12 月行右乳癌根治术，术后病理示右乳浸润性导管癌，淋巴结转移 7/12，免疫组化示 ER（2＋），PR（2＋），HER2（－）。术后行 CEF 方案（环磷酰胺＋表柔比星＋氟尿嘧啶）辅助化疗 6 个周期及三苯氧胺辅助内分泌治疗。2014 年 2 月复查发现脑转移、肺转移，DFS 为 8 年 2 个月。2014 年 3 月行右顶部侧脑室旁转移灶（12 mm×9 mm×6 mm）伽马刀治疗：50% 等剂量线 1400 cGy，并于 2014 年 4 月至 7 月行多西他赛联合卡培他滨解救化疗 4 个周期，颅外病灶评效 PR，因不良反应停药。2014 年 7 月开始行阿那曲唑联合亮丙瑞林解救内分泌治疗。2014 年 7 月行全脑放疗，6MV－X 40Gy/20f。2014 年 12 月复查头颅 MRI 提示脑内多

173

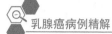
发转移瘤，最大33 mm，较前进展（图25 –1A）。由于已行全脑放疗及脑部局部伽马刀治疗，2014年12月开始口服替莫唑胺（200 mg，136 mg/m²，d1 ~ d5/28）控制脑转移病灶，2015年5月复查头颅MRI，最大病灶缩小至20 mm（图25 –1B），随后定期复查头颅MRI提示病灶持续缩小（图25 –1C，图25 –1D），2016年3月患者停用替莫唑胺治疗，随访脑转移处于控制状态直至2016年12月。

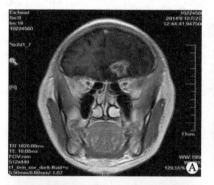
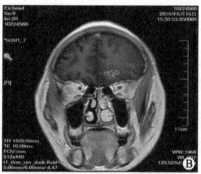
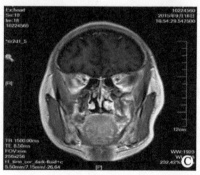
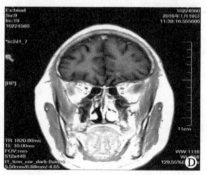

图25 –1　替莫唑胺治疗前及期间头颅长脑转移病灶显示

病例分析

随着乳腺癌诊疗水平的提高，晚期乳癌生存时间越来越长，发生脑转移的概率也越来越大。乳腺癌脑转移的发生率10%～16%，但加上无临床症状的患者，发病率可高达30%。晚期乳腺癌患者一且出现脑转移，中位生存时间明显缩短。脑转移主要治疗手段有放疗、手术、化疗、靶向治疗、内分泌治疗等，放疗是脑转移治疗的主要手段。由于血脑屏障的存在，许多常用的化疗药物难以在颅内达到有效浓度，使得化疗药物难以达到预期临床疗效。目前明确的针对乳腺癌脑转移有效的药物非常有限，拉帕替尼被证实对于HER2 阳性脑转移有一定疗效，但对于其他类型乳腺癌，尚无更多数据支持药物治疗。

本例患者是 luminal 型乳腺癌，全身药物治疗控制疾病效果好，但是颅脑转移经历了全脑放疗和局部伽马刀治疗后，脑内疾病再次进展，因脑组织放疗受量限制，此时无法再重复进行脑内的放射治疗，而患者颅外病灶控制好，威胁患者生存的主要原因是脑内病灶，需要医生的帮助，予以脑内疾病控制。放疗和手术局部手段无法实施，只能借助药物治疗。临床上针对这类经历了多次脑病灶放疗后再次进展的患者脑转移治疗是难点。

替莫唑胺是一种口服二代烷化剂及咪唑四嗪类衍生物，可透过血脑屏障进入脑脊液，在中枢神经系统中达到有效的药物浓度，并可作用于肿瘤细胞的各个分期，是治疗中枢神经系统肿瘤的新型药物。目前替莫唑胺批准的适应证主要是多形性胶质母细胞瘤和间变性星形细胞瘤，但是对于恶性肿瘤脑转移也有相关小样本量研究报告，显示有一定疗效。

基于患者颅外病灶控制好，预计生存期超过 3 个月，而颅内病灶需要治疗，与患者充分沟通交流，告知目前治疗的难点及替莫唑胺作为非适应证用药后，患者接受并愿意试用替莫唑胺治疗。于是给予患者口服替莫唑胺控制颅内病灶，亮丙瑞林联合阿那曲唑控制颅外病灶，应该说是成功的，患者的颅内病灶控制时间 2 年余，为生存时间延长做出了贡献。

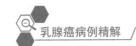
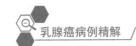

病例点评

乳腺癌是仅次于肺癌第二大易发生脑转移的恶性肿瘤。脑转移是导致晚期乳腺癌患者死亡的重要原因。对于脑转移病灶数少且病灶直径≤3 cm，可以考虑立体定向放疗加减全脑放疗，病灶数目多需要考虑全脑放疗。对于本例患者，首发脑转移为单个病灶，首先行立体定向放疗。在颅外病灶可控期间，加做了全脑放疗，以期延长脑转移控制时间。但是该例患者在行立体定向放疗和全脑放疗后，颅外病灶仍处于控制状态，但是脑转移病灶再次进展，此时不能行再次放疗，而药物治疗也无指南或共识指导，后续治疗面临困境。

替莫唑胺是口服二代烷化剂及咪唑四嗪类衍生物，口服后迅速吸收，1 小时就能达到血药峰浓度，具有近 100% 的生物利用度，可有效透过血脑屏障，以治疗浓度到达脑肿瘤组织。这些药理特性使其可能成为治疗脑转移瘤的理想药物。国内外也有很多已经完成或正在进行的关于替莫唑胺治疗脑转移瘤的临床研究。Antonadou D 等在一项 II 期随机临床研究中对比了脑转移瘤患者同时应用替莫唑胺联合全脑放疗的有效性及安全性。该项临床研究共入组了 52 例实体瘤脑转移患者，随机分为 2 组：口服替莫唑胺（每日 75 mg/m^2）联合全脑放疗（40 Gy/2 Gy，5 d/w）、单纯全脑放疗组，接受替莫唑胺组在放疗结束后继续替莫唑胺治疗（200 mg/m^2，d1 ~ d5/28）6 个周期。从结果中可以看出，联合替莫唑胺组的客观反应率明显提升（96% *vs.* 67%，$P = 0.017$），且耐受性良好。Raffaele Addeo 等在一项 II 期研究中评估低剂量替莫唑胺持续治疗联合全脑放疗，对非小细胞肺癌及乳腺癌脑转移的疗效及安全性。该研究共纳入 12

例乳腺癌和 15 例非小细胞肺癌脑转移患者，给予全脑放疗
（30 Gy/3 Gy，5 d/w）的同时口服替莫唑胺 ［75 mg/（m² · d）］，放
疗结束后 4 周继续口服替莫唑胺 ［75 mg/（m² · d），d1 ~ d21/28］
12 个周期。该研究有 2 例（7.4%）患者达到 CR，11 例（40.7%）
达到 PR，中位生存时间为 8.8 个月，中位无进展生存时间为 6 个
月，同时患者耐受性良好，仅有 2 例患者出现 3 度中性粒细胞减少
和 3 度贫血。本例患者，脑转移病灶行伽马刀及全脑放疗后，颅内
新发、多发脑转移，不适合再次放射治疗或手术治疗，给予替莫唑
胺 200 mg（d1 ~ d5/28 d）治疗，同时联合全身内分泌治疗，脑内
病灶控制达到 2 年时间。

对于不宜放射治疗或手术治疗的晚期乳腺癌脑转移患者，替莫
唑胺有可能延长患者生存期，且毒副作用可控。但广泛应用于临床
需要更多的研究及数据支持，需要开展更多的大样本量、设计良好
的临床研究。

参考文献

1. LIN N U, AMIRI – KORDESTANI L, PALMIERI D, et al. CNS metastases in breast
cancer：old challenge, new frontiers. Clin Cancer Res, 2013, 19（23）：6404 – 6418.

2. LOMBARDI G, DI STEFANO A L, FARINA P, et al. Systemic treatments for brain
metastases from breast cancer, non – small cell lung cancer, melanoma and renal cell
carcinoma：an overview of the literature. Cancer Treat Rev, 2014, 40（8）：951 – 959.

3. HO V K Y, GIJTENBEEK J M M, BRANDSMA D, et al. Survival of breast cancer
patients with synchronous or metachronous central nervous system metastases. European
Journal of Cancer, 2015, 51（17）：2508 – 2516.

4. 韦燕，赵善琳. 替莫唑胺应用于脑转移瘤的研究进展. 中国医药指南，2015
（26）：41 – 43.

5. RODRIGUES G, WARNER A, BAUMAN G, et al. Lapatinib plus capecitabine in
patients with previously untreated brain metastases from HER2 – positive metastatic breast

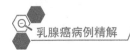

cancer（LANDSCAPE）: a single – group phase 2 study. Lancet Oncology, 2012, 14（1）: 64 – 71.

6. SENGUPTA S, MARRINAN J, FRISHMAN C, et al. Impact of temozolomide on immune response during malignant glioma chemotherapy. Clin Dev Immunol, 2012（2012）: 831090

7. FONTANELLA C, CARLO E D, CINAUSERO M, et al. Central nervous system involvement in breast cancer patients: Is the therapeutic landscape changing too slowly? Cancer Treatment Reviews, 2016, 46: 80 – 88.

8. ANTONADOU D, PARASKEVAIDIS M, SARRIS G, et al. Phase II randomized trial of temozolomide and concurrent radiotherapy in patients with brain metastases. Journal of Clinical Oncology Official Journal of the American Society of Clinical Oncology, 2002, 20（17）: 3644 – 3650.

9. ADDEO R, DE R C, FAIOLA V, et al. Phase 2 trial of temozolomide using protracted low – dose and whole – brain radiotherapy for nonsmall cell lung cancer and breast cancer patients with brain metastases. Cancer, 2008, 113（9）: 2524 – 2531.

病例来源：解放军总医院第五医学中心（原307医院）

病例整理：张会强

点评专家：王涛

026
乳腺癌骨髓转移一例

病历摘要

患者女性，63 岁，2014 年自检发现左乳结节，直径约 1 cm，未在意。2015 年 7 月开始出现双侧肋骨疼痛，仍未予重视。2016 年 8 月疼痛加重，并出现胸背部及肩胛骨处疼痛。行胸部 CT 示双侧多发肋骨、胸骨、左侧肱骨头见多发斑片状及囊状骨质破坏。行头颅 CT 示右侧顶骨、左侧额骨骨质破坏。行全身骨扫描示全身多处骨代谢异常活跃，考虑恶性病变。行 PET/CT 示双侧肱骨及股骨广泛骨质破坏，考虑血液恶性病变。行免疫蛋白电泳等检测未见骨髓瘤及血液病征象。行骨髓活检提示骨髓转移癌伴纤维化。患者未进一步明确诊断，自服中药治疗。2017 年 6 月胸背部疼痛活动受

179

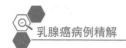

限，被迫平卧位，行 CT 提示胸椎多发骨破坏，行胸 6 椎体固定术 + 骨活检，病理示骨髓及红细胞中见散在异型细胞，结合免疫组化考虑为转移癌细胞。2017 年 7 月发现左乳高回声区，行穿刺活检，病理提示浸润性导管癌，免疫组化：ER（强 +，90%），PR（强 +，80%），HER2（－），Ki-67（25%）。同时发现左腋窝及左锁骨下淋巴结转移。现该患者明确诊断：左乳腺癌，淋巴结转移，骨转移，骨髓转移。分期 T2N3M1 Ⅳ期。2017 年 7 月患者左乳肿物查体 4.0 cm×3.5 cm，左腋窝淋巴结超声示 1.3 cm×1.0 cm，颅骨、颈胸腰椎、骨盆、肋骨、股骨多发骨破坏，全身骨痛，卧床，骨髓转移，血红蛋白 80 g/L。2017 年 7 月 18 日开始行紫杉醇（120 mg，78.9 mg/m²，周疗）解救化疗。2017 年 9 月左乳肿物查体 3 cm×3 cm，左腋窝淋巴结超声示 1.2 cm×0.8 cm，骨痛减轻。2018 年 1 月左乳肿物查体 3 cm×3 cm，骨痛明显缓解，可站立行走，并可完成做家务等体力活动，血红蛋白恢复至正常范围内。

病例分析

本例患者为老年女性，首诊Ⅳ期乳腺癌，分子分型为激素受体阳性、HER2 阴性。首诊即全身多发骨转移及骨髓转移，肿瘤负荷重，需要化疗，但结合患者当时的年龄、一般情况、血液指标（中度贫血），以及治疗的可持续性，不建议选用不良反应重的联合化疗及骨髓抑制明显的化疗药物，推荐温和的紫杉醇周疗，且紫杉醇的剂量无需下调。经过半年治疗，该患者在影像学、血液学及生活质量上均得到了明显改善，且未出现无法控制的不良反应。对于仅有骨转移及骨髓转移的患者，影像学上 CT 骨窗显示的溶骨性骨转

笔记

移灶的成骨性改变是病情好转的一方面，骨痛症状的改善及血红蛋白的回升同样提示病情的好转。

病例点评

最近几十年，发展中国家的乳腺癌发病率持续、稳定的上升，乳腺癌现在已成为导致发展中国家女性癌症相关死亡的第一大病种，由于治疗技术先进，西方发达国家乳腺癌的死亡率要小于发展中国家。虽然发展中国家乳腺癌的发病率低于西方发达国家，但是死亡率却较发达国家高出很多，这可能与确诊较晚有直接关系。

乳腺癌骨髓转移早期易被忽视，当有骨痛并伴发原因不明的贫血和血小板减少及不明原因出现弛张热时，应考虑骨髓转移。Mehdi 等研究了 124 例骨髓转移瘤，发现贫血占 71.4%，血小板减少占 45.1%。骨髓转移瘤还可以伴有血清学检查的异常，如血钙升高、血沉加快、LDH 水平升高、低蛋白血症、肿瘤标志物升高、肝功能及肾功能检查异常等；它还可以导致骨痛及溶骨破坏，表现出与多发性骨髓瘤类似的临床表现。骨髓活检在诊断骨髓转移性肿瘤及追溯原发部位和实体瘤的分期中，具有不可替代的作用。女性常见的骨髓转移瘤是乳腺癌及胃肠道癌等。转移性乳腺癌的癌细胞呈片状、巢状、条索状、列兵样或单个细胞生长，部分可见腺样分化。转移癌细胞常较一致，胞体偏大，核呈圆形或类圆形，部分可见明显核仁，核分裂象较少见。ER、PR、HER2、GCDFP- 15、Mammaglobin、p120 协助判断乳腺来源。一项回顾性分析，23 例乳腺癌骨髓转移患者中，12 例在内分泌维持治疗期出现血常规中一系或三系降低，7 例因骨转移常规行骨穿刺检查，2 例化疗后血小板

笔记

181

持续降低，2 例出现不规则发热。Luminal A 型 2 例，Luminal B 型 15 例，三阴性 5 例，HER2 过表达型 1 例。23 例乳腺癌患者诊断骨髓转移时均伴有其他部位转移：骨 23 例，区域或远端淋巴结转移 8 例，肝和肺各 7 例，脑、胸膜和皮下各 2 例，对侧乳腺、卵巢和脑膜各 1 例。15 例患者不同程度的贫血，10 例患者不同程度的血小板下降，21 例患者不同程度的乳酸脱氢酶升高。23 例乳腺癌骨髓转移患者的中位 OS 为 0.92 年。接受化疗的患者中位 OS 为 1.78 年，明显长于未接受化疗患者的 0.08 年，差异有统计学意义（$\chi\sim2 = 23.427$，$P < 0.01$）。多因素分析显示，未接受化疗是乳腺癌骨髓转移预后的独立影响因素（$P < 0.05$）。乳腺癌骨髓转移多见于 Luminal B 型，化疗可以明显改善患者的生存情况。接受联合化疗和单药治疗的乳腺癌骨髓转移患者尽管疗效相当，但单药治疗却呈现生存优势，原因之一是联合化疗对患者的骨髓抑制较严重，对于骨髓功能已经低下的骨髓转移患者来说，难以顺利实施，甚至会增加与治疗相关的死亡率，反而不利于延长生存期，而选用相对温和的单药每周治疗方案，治疗反应容易耐受，仍可能会取得令人满意的疗效。本病例充分体现了乳腺癌早诊断早治疗的重要性，以及紫杉醇在骨髓转移治疗中的安全性及有效性。

参考文献

1. MEHDI S R, BHATT M L. Metastasis of solid tumors in bone marrow: a study from northern India. Indian J Hematol Blood Transfus, 2011, 27 (2): 93 - 95.

2. 李莉，丛玉隆，蔡力力，等. 非造血组织肿瘤骨髓转移的诊断及肿瘤细胞形态学特点. 南方医科大学学报，2014, 34 (10): 1541 - 1545.

3. 陈辉树，刘恩彬，方立环，等. 骨髓转移瘤的病理组织学与临床特点. 临床血液学杂志，2000, 13 (4): 159 - 161.

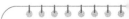

4. 殷仁斌，陈辉树，常娟，等．骨髓转移瘤373例组织形态学特点．诊断病理学杂志，2018，25（4）：270－274.

5. 车轶群，王迪，沈迪，等．乳腺癌骨髓转移的临床特征和预后分析．癌症进展，2018，16（7）：870－873，877.

6. 孙君重，王丽青，康欢荣，等．乳腺癌骨髓转移特点及治疗方法探讨．中国骨肿瘤骨病，2010，9（3）：223－226.

病例来源：解放军总医院第五医学中心（原307医院）

病例整理：肖锦怡

点评专家：王涛

027

乳腺癌合并慢性粒细胞
白血病一例

病历摘要

患者女性，45岁，2013年10月发现左乳外上象限肿物，大小的2.0 cm×1.0 cm、质硬，活动度略差，乳房皮肤及乳头无改变，左腋窝未触及肿大淋巴结，未予在意，后肿物逐渐增大。2013年12月，超声：左乳低回声区，1.4 cm×1.3 cm，BI-RADS 4C；左腋窝淋巴结肿大，1.1 cm×0.6 cm。乳腺MRI：左乳大小约3.7 cm×1.8 cm×1.6 cm占位，BI-RADS 5类。超声引导下左乳低回声区及左腋窝肿大淋巴结穿刺活检病理结果显示左乳浸润性癌，左腋窝淋巴结见转移癌。免疫组化：ER（+,25%~50%）、PR（+，25%~50%）、HER2（1+）、Ki-67（1%）。2014年1月2日开始戈舍瑞林+阿那曲唑新辅助内分泌治疗，评效PR（图27-1）。2014年7

月1日行左乳癌改良根治术，术后病理：左乳浸润性导管癌，Ⅱ级，大小2.0 cm×2.0 cm×1.0 cm，符合治疗后3级改变，左腋窝淋巴结见转移癌2/31。免疫组化：ER（＋，10%～25%）、PR（－）、HER2（1＋）、Ki-67（1%）。术后给予左胸壁＋左锁骨区辅助放疗，继续戈舍瑞林（2014年11月行双侧卵巢切除后停用）＋阿那曲唑辅助内分泌治疗至今。同时一直服用达沙替尼治疗慢性粒细胞白血病，2018年12月复查乳腺癌未见复发转移征象、脾脏大小正常、血常规正常。

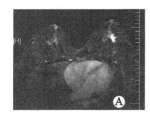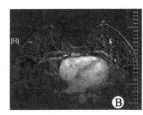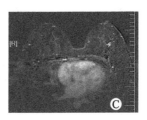

注：A：治疗前；B：2个月后；C：6个月后
图27－1　患者新辅助内分泌治疗前后影像学变化

既往史：2012年12月无明显诱因出现乏力、进行性加重，2013年6月（44岁）血液科就诊，血常规结果示白细胞计数123.23×10⁹/L、血红蛋白69 g/L、血小板计数488×10⁹/L；腹部超声提示脾大，脾厚6.4 cm、长18.4 cm；骨髓检查：增生极度活跃、原始细胞占3.5%、可见嗜酸性粒细胞和嗜碱性粒细胞；外周血：原始细胞占2%、中性中幼粒细胞占28%、中性晚幼粒细胞占10%、中性杆状细胞占19%、中性分叶细胞占34%；FISH：BCR/ABL融合基因阳性；DNA序列测定：WTI/GADPH＝2.13E－04阳性、P210/ABL＝1.69E－01阳性。诊断：慢性粒细胞白血病。给予羟基脲降白细胞负荷治疗10天后白细胞计数降至22.74×10⁹/L，2016年6月29日开始口服达沙替尼100 mg/d治疗，2013年7月8日复查白细胞计数恢复正常4.16×10⁹/L、血红蛋白回升84 g/L、血小

板计数恢复正常 $298 \times 10^9/L$，脾脏减小，脾厚 4.7 cm、长 15.3 cm。持续服用达沙替尼、定期监测血常规及脾脏超声，2013 年 11 月复查超声脾脏大小恢复正常：脾厚 3.6 cm、平卧位肋下未及。

病例分析

伴随乳腺癌治疗理念的更新与治疗模式的改变，术前治疗在乳腺癌治疗中发挥着日益重要的作用。该患者肿物大于 2.0 cm、伴腋窝淋巴结转移，依据中国临床肿瘤学会（Chinese Society of Clinical Oncology，CSCO）乳腺癌诊疗指南 2019 版可考虑术前治疗，但该患者合并慢性粒细胞白血病，服用达沙替尼治疗慢性粒细胞白血病中，新辅助化疗必然会有不良反应，风险难控。而该患者激素受体阳性、HER2 阴性、Ki-67 低表达，有研究表明对该类型患者新辅助内分泌治疗，与新辅助化疗在肿瘤降期和保乳率方面疗效相似，因此新辅助内分泌治疗可作为新辅助化疗的一种安全有效的替代和补充。

术前内分泌治疗药物选择方面指南推荐绝经后患者使用第三代 AI，部分不适合 AI 的患者（如骨密度 T < −2.5），可考虑使用氟维司群；绝经前患者可选卵巢功能抑制联合 AI。术前内分泌治疗一般应每 2 个月进行一次疗效评价，治疗有效且可耐受的患者，可持续至 6 个月，随后完成手术治疗，术后综合考虑患者新辅助治疗前的临床分期和新辅助治疗后的病理分期，依据最高分期进行放疗决策。该患者的治疗选择、疗效评价、治疗疗程和治疗流程均遵循指南推荐。患者接受卵巢功能抑制联合 AI 治疗，疗效佳，随后接受手术和术后放疗。术后辅助内分泌治疗持续。同时合并慢性粒细胞白血病治疗。目前乳腺癌 DFS 已经 5 年，慢性粒细胞白血病控制良

好，也已经6年。

🏥 病例点评

随着肿瘤诊疗的发展进步，患者生存时间明显延长，第二原发癌甚至多重癌的发生率亦有所增加。多重癌指同一患者体内单个或多个器官组织同时或先后发生两种或两种以上的原发恶性肿瘤，又称为多原发恶性肿瘤、多原发癌、重复癌。慢性粒细胞白血病是骨髓造血干细胞克隆性增殖形成的恶性肿瘤，常以外周血白细胞异常升高及中性中、晚幼粒及成熟粒细胞、嗜酸性粒细胞、嗜碱性粒细胞增多为其特征，95% 以上的患者具有 Ph 染色体，所有的患者都有 *BCR* 和 *ABL1* 基因重排。慢性粒细胞白血病合并实体瘤的发生率很小。达沙替尼是一种口服酪氨酸激酶抑制剂，能抑制多种致癌酪氨酸激酶，包括 BCR-ABL、SRC 家族激酶、c-kit、EPH 受体激酶和 PDGF β 受体，是慢性粒细胞白血病患者的一线治疗药物，同时可用于治疗对以往治疗药物耐药或不能耐受的，费城染色体阳性的急性淋巴细胞性白血病成人患者。鉴于达沙替尼是一种多酪氨酸激酶抑制剂，亦有其治疗不同类型乳腺癌的尝试。

2019 版 CSCO 乳腺癌诊疗指南指出术前内分泌治疗的适宜人群为需要术前治疗而又无法适应化疗的、暂时不可手术或无需即刻手术的激素依赖型患者。2019 年 St Gallen 专家共识超过 80% 的专家认为相对于新辅助化疗，绝经后 Luminal A 型患者更适宜行新辅助内分泌治疗。目前关于新辅助内分泌治疗的最佳疗程仍尚无定论，临床研究中多数为 3~6 个月，也有的建议直至肿瘤缩小到最小程度或达到最大缓解，但需要临床医师注意的是延长内分泌治疗时间有可能增加疾病进展的风险，因此内分泌治疗期间应进行严密随

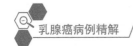

访、在适当的时机进行手术治疗。该患者为慢性粒细胞白血病合并乳腺癌，慢性粒细胞白血病达沙替尼治疗疗效确切、耐受性良好，乳腺癌为 Luminal A 型，适用新辅助内分泌治疗。

目前乳腺癌内分泌治疗进入靶向加的时代，针对激素受体阳性晚期乳腺癌患者，临床研究证实，内分泌药物联合靶向药物如 mTOR 抑制剂依维莫司或 CDK4/6 抑制剂或 HDAC 抑制剂西达本胺能显著提高治疗疗效、改善患者预后。新辅助治疗阶段业已做了相关尝试，如 Baselga 等的研究显示，来曲唑联合依维莫司组的临床肿瘤缓解率和 Ki-67 下降程度均较来曲唑单药组高，联合 CDK4/6 抑制剂相较单药内分泌有更高比例的细胞周期阻滞（定义为 Ki-67 增殖指数 <2.7%，分别为68%~87% *vs.* 14%~26%）。相关研究还不够多，数据不够充分，还需要开展更多更深入的研究。

本例患者乳腺癌分型属于 Luminal A 型，低风险患者，同时合并慢性粒细胞性白血病，通过乳腺癌的内分泌治疗和血液病治疗，两种癌的治疗都体现了肿瘤精准治疗的内涵，在保证生活质量的情况下，精准的控制了肿瘤。这是肿瘤治疗的未来和方向。

参考文献

1. 李健斌，江泽飞. 乳腺癌从"新辅助治疗"到"术前治疗"的理念和实践. 临床外科杂志，2016，24（1）：14 – 17.

2. 金恺睿，俞晓立. 乳腺癌新辅助内分泌治疗的研究进展. 中国癌症杂志，2018，（7）：538 – 544.

3. FINN R S, BENGALA C, IBRAHIM N, et al. Dasatinib as a single agent in triple – negative breast cancer: results of an open – label phase 2 study. Clin Cancer Res, 2011, 17 (21): 6905 – 6913.

4. OCANA A, GIL – MARTIN M, ANTOLÍn S, et al. Efficacy and safety of dasatinib with trastuzumab and paclitaxel in first line HER2 – positive metastatic breast cancer:

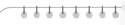

results from the phase Ⅱ GEICAM/2010 – 04 study. Breast Cancer Res Treat, 2019, 174 (3): 693 – 701.

5. MORRIS P G, ROTA S, CADOO K, et al. Phase Ⅱ Study of Paclitaxel and Dasatinib in Metastatic Breast Cancer. Clin Breast Cancer, 2018, 18 (5): 387 – 394.

6. MAYER E L, BAURAIN J F, SPARANO J, et al. A phase 2 trial of dasatinib in patients with advanced HER2 – positive and/or hormone receptor – positive breast cancer. Clin Cancer Res, 2011, 17 (21): 6897 – 6904.

7. BASELGA J, SEMIGLAZOV V, VAN DAM P, et al. Phase Ⅱ randomized study of neoadjuvant everolimus plus letrozole compared with placebo plus letrozole in patients with estrogen receptor – positive breast cancer. J Clin Oncol, 2009, 27 (16): 2630 – 2637.

8. BRANDÃO M, IGNATIADIS M. CDK4/6 inhibitors as neoadjuvant treatment in breast cancer – what can we learn. Ann Oncol, 2018, 29 (12): 2274 – 2278.

病例来源：解放军总医院第五医学中心（原 307 医院）

病例整理：周金妹

点评专家：王涛

028
首诊 Ⅳ 期乳腺癌患者治疗
失败的思考一例

病历摘要

患者女性，32 岁，2015 年 8 月发现左乳约 3 cm×3 cm 大小无痛肿物，后肿物渐增大，伴疼痛，乳腺彩超检查示左乳外上象限囊性包块，约 7.9 cm×7.0 cm，考虑为脓肿，抗感染治疗后稍好转。2015 年 10 月底患者左乳肿物再次增大，自服消炎药效果不佳，后期肿物迅速增大，伴皮温升高。2016 年 1 月行左乳（外下象限）脓肿切开引流术，术后定期换药，2016 年 2 月再次行左乳（外上象限）脓肿切开引流术，术后定期换药并抗感染治疗，伤口经久不愈，引流物培养未见细菌生长。2016 年 3 月送检左乳病灶坏死组织，病理检查见异型细胞鳞化及角化不全，不除外浸润性癌。2016 年 4 月行 PET/CT 检查示左乳恶性肿瘤，多发淋巴结转移，T6 椎体骨转移瘤（图 28 - 1）。行左腋窝及左锁骨下区肿大淋巴结穿刺病理示转移性鳞状细胞癌。免疫组化示 ER（-），PR（-），HER2（2+），FISH 阳性。于 2016 年 4 月行左乳扩大切除术 + 左腋窝淋巴结清扫术 + 锁骨下淋巴结清扫术，术后病理：（左乳）中分化鳞状细胞癌，肉眼肿物大小约 18.0 cm×16.0 cm×9.5 cm，溃疡处皮肤表皮癌变，癌组织浸润横纹肌，底切缘见癌累及。淋巴结见转移癌（腋窝5/35、锁骨下 1/6）。免疫组化结果显示 ER（-），PR（-），HER2（灶 2+），Ki-67（约 20%）。术后于 2016 年 6 月开始行紫杉醇周疗，联合顺铂 60 mg 治疗 1 次，后出现胸腔积液，及反复感染发热治疗无效死亡。

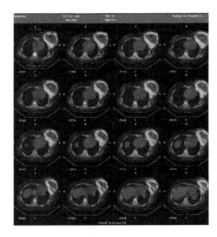
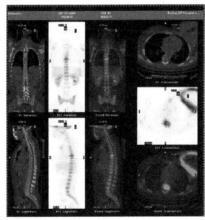

图 28 -1 2016 年 4 月 7 日 PET/CT 提示肿瘤部位

病例分析

乳腺癌作为女性发病率最高的恶性肿瘤，对健康的危害很大。

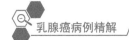

研究表明，乳腺癌是 20～59 岁女性最常见的癌症相关死因。尽管乳腺癌普查范围不断扩大，但仍有大量的患者在首次诊断时就已经存在远处转移（即Ⅳ期乳腺癌），其特点是预后较差，5 年生存率小于 30%。该患者为首诊Ⅳ期乳腺癌合并骨及淋巴结转移患者，2015 年 8 月发现至 2016 年 3 月 25 日病理确诊为乳腺癌，期间一直行抗感染、引流等局部对症治疗，未行病理确诊，乳腺肿物不断增大，耽误了最佳治疗时机。

乳腺鳞状细胞癌是一种少见的特殊类型乳腺化生性癌，在浸润性乳腺癌中小于 1%，多见于中老年妇女，以乳腺肿块为首发症状，肿块较大，生长较快，常有囊性病变，细胞异型性明显，核分裂象易见，纤维化明显，常伴玻璃样变，癌巢周围有淋巴细胞浸润，早期可见血行转移，免疫表型 ER、PR 的表达率很低或不表达，一般表达 CK5/6 和 P63，治疗以手术切除为主，结合化疗，5 年生存期及带瘤生存率情况不明。该患者原发乳腺病灶负荷较重，且患者高热，体温控制不佳，不能耐受化疗，遂先行局部减瘤手术，术后患者乳腺病理类型为中分化鳞状细胞癌，对化疗相对不敏感，同时患者原发灶激素受体阴性，HER2（局灶 2＋），左腋窝淋巴结激素受体阴性、FISH 阳性，可考虑行抗 HER2 靶向治疗，由于靶向治疗的价格原因，患者无力支付，未能接受曲妥珠单抗的治疗。

患者乳腺肿物伴脓肿感染，虽行多次清创治疗，但未曾将肿物标本送病理，进一步确诊，贻误了最佳治疗时间。后肿瘤进展迅速，合并严重感染无法继续行抗肿瘤治疗，整个机体处于消耗状态，最终多脏器功能衰竭等威胁生命（图 28-2）。

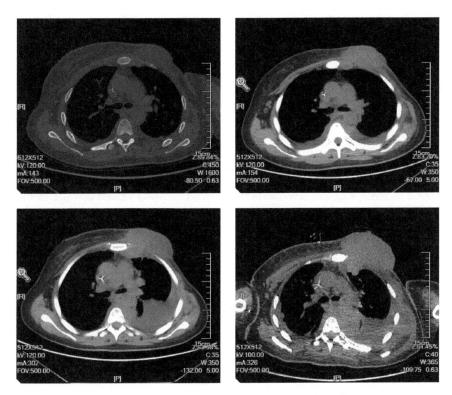

图 28-2　乳腺姑息切除术后胸壁肿物变化情况

🏥 病例点评

　　全身管理理念应贯穿原发Ⅳ期乳腺癌治疗的整个过程，局部治疗虽然不是常规治疗，但也是一项可供选择的重要治疗手段，尤其是对于能从局部治疗中获益的人群，如年龄＜50岁、ER（＋），原发灶较小、手术切缘阴性、仅有骨转移、低肿瘤负荷、系统治疗后局部控制好、无伴发疾病等。当然也要选择适宜的局部治疗方式，全乳切除、手术切缘阴性、腋窝淋巴结清扫和辅助放射治疗可能使患者获益更多。对于乳腺癌患者，我们要讲究早发现、早诊断、早治疗的原则，结合乳腺癌全程管理理念，规范治疗。针对不同年龄、不同阶段、不同类型的乳腺癌，将手术治疗、放射治疗、化学

笔记

治疗、内分泌治疗和靶向治疗等治疗手段有机结合，真正做到个体化治疗，是提高乳腺癌治疗质量的关键。

参考文献

1. JEMAL A, SIEGEL R, XU J, et al. Cancer statistics, 2010. CA Cancer J Clin, 2010, 60（5）: 277 - 300.

2. ROTH B J, KRILOV L, ADAMS S, et al. Clinical cancer advances 2012: annual report on progress against cancer from the american society of clinical oncology. J Clin Oncol, 2013, 31（1）: 131 - 161.

3. DESANTIS C, SIEGEL R, BANDI P, et al. Breast cancer statistics, 2011. CA Cancer J Clin, 2011, 61（6）: 409 - 418.

4. 张艳, 郭晓凯, 吴家宁, 等. 细针穿刺诊断乳腺鳞癌1例. 临床与实验病理学杂志, 2014, 30（1）: 95 - 97.

5. GRABOWSKI J, SALTZSTEIN S L, SADIER G, et al. Squamous cell carcinoma of the breast: areview of 177 cases. Am J Surg, 2009, 75（10）: 914 - 917.

6. 陈燕翔. 原发性乳腺鳞状细胞癌1例. 武警后勤学院学报: 医学版, 2015, （5）: 394 - 394.

病例来源: 解放军总医院第五医学中心（原307医院）

病例整理: 林镒

点评专家: 郝晓鹏、王涛

029 首诊Ⅳ期乳腺癌肝转移患者长期生存一例

病历摘要

患者女性，50 岁，2013 年 3 月发现右乳外下象限质硬肿物，大小约 4 cm×3 cm，就诊当地医院行 B 超、MRI 检查均提示乳腺癌可能性大，行 PET/CT 及肝脏 B 超等结果均提示肝脏转移，直径约 2.7 cm。遂行右乳肿物穿刺活检，病理示右乳浸润癌，免疫组化示 ER（＋，约 20%），PR（＋，约 20%），HER2（2＋），FISH（－），Ki-67（约 10%）。行肝脏病灶穿刺活检，病理结果示肝脏低分化癌，考虑转移癌，免疫组化示 ER（－），PR（－），HER2（＋），Ki-67（约 5%）。2013 年 4 月至 8 月行 6 个周期多西他赛、表柔比星联合环磷酰胺解救化疗，疗效评价：SD（好转）。2013 年 9

笔记

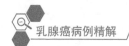

月至 11 月行吉西他滨联合顺铂解救化疗 3 个周期，因消化道反应重停药，评效 SD（好转）（图 29 - 1，图 29 - 2）。后行右乳全切 + 右腋窝淋巴结清扫术，病理示（右乳）浸润性导管癌，Ⅲ级，伴大汗腺化生，符合 MP（Miler and Payne）治疗反应评价系统 2 级改变，肉眼肿物大小 2.0 cm × 1.7 cm × 1.5 cm，腋窝淋巴结转移 2/29，并于 2014 年 1 月行肝转移病灶氩氦刀冷冻消融术，病理：镜下见肝组织和退变的癌组织，免疫组化结果显示 ER(-)，PR(-)，HER2（2 + ），Ki-67（< 10%）（图 29 - 3）。术后行卡培他滨（3000 mg，d1 ~ d14；21 天为 1 个周期）巩固化疗 5 年，期间为提高药物耐受性，调整卡培他滨剂量（2500 mg，d1 ~ d14；28 天为 1 个周期）继续巩固治疗至今，目前仍处于无病状态。

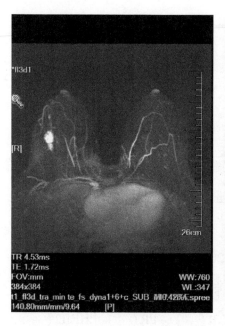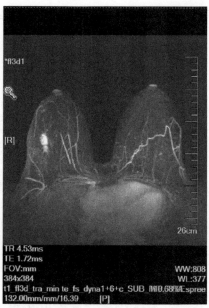

图 29 - 1　吉西他滨联合顺铂解救化疗 3 个周期
前后乳腺病灶变化情况

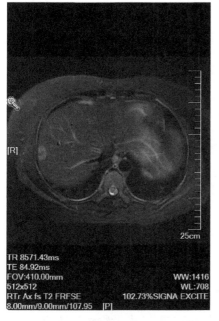
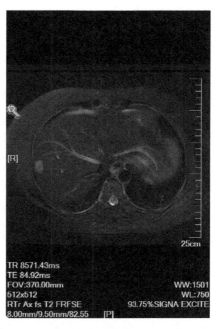

图29-2　吉西他滨联合顺铂解救化疗3个周期前后肝脏病灶变化情况

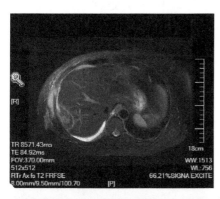
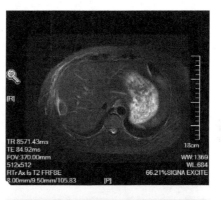

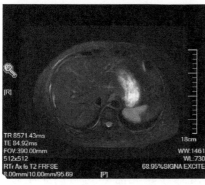
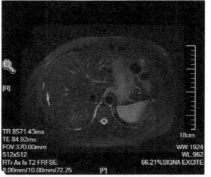

图29-3　肝转移病灶氩氦刀冷冻消融术后肝脏转移灶变化情况

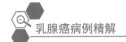

病例分析

卡培他滨是一种新型氟尿嘧啶类化疗药物，在体内经过三步酶链反应，最终被胸苷磷酸化（thymidine phosphorylase，TP）酶转化成 5-FU 发挥作用。TP 酶在代谢旺盛的肿瘤组织中异常增高，高于正常组织 3～10 倍，使得卡培他滨具有了靶向抗肿瘤作用。卡培他滨是蒽环和紫杉类药物治疗失败后晚期乳腺癌的标准治疗药物，无论是单药还是联合均有良好的疗效与安全性。卡培他滨具有口服方便、单药也具有高效的抗肿瘤活性，且不良反应发生率低等特点，是理想的乳腺癌维持治疗药物。一项Ⅲ期随机对照研究显示，经过卡培他滨联合多西他赛一线化疗后，达到疾病控制的患者继续口服卡培他滨进行维持治疗，中位 PFS 达到 8.4 个月，中位 OS 达到 35.3 个月。

该患者首诊即为乳腺癌合并肝转移患者，肿瘤负荷不大，一线行多西他赛、表柔比星联合环磷酰胺解救化疗 6 个周期，二线行吉西他滨联合顺铂解救化疗 3 个周期，随后行右乳癌姑息切除术，术后行卡培他滨解救化疗，同时局部行肝转移病灶氩氦刀冷冻消融术，目前卡培他滨解救化疗已达 5 年余，复查病灶稳定，效果好，不良反应可耐受。

病例点评

对于首诊Ⅳ期患者在全身治疗状况稳定下可以考虑行原发灶切除手术，在切除原发灶并不会给患者带来利益损失的情况下，我们不必否定手术在首诊Ⅳ期乳腺癌中的地位，应充分评估全身病灶状态，合理选择手术时机。对于一些侵袭性较强的类型（如 TNBC），经 4～6 个周期全身治疗后若肿物出现缩小，无需等到病例完全缓解状态即可考虑手术，防止过度药物治疗。同时对于转移灶单发病灶，可考虑行局部治疗控制病情，如放疗、局部介入治疗等。

对于晚期转移性乳腺癌，经过诱导化疗后疾病无进展的患者可以采取维持化疗的策略。一些临床研究往往要求治疗至疾病进展，或出现不能耐受的不良反应，而临床实际治疗中往往会出现在疾病没有进展时，患者因为不能耐受联合化疗药物毒性而提前中断化疗。卡培他滨是5-FU的前体药物，最终在体内经过胸苷酸磷酸化转化成5-FU发挥作用，其疗效与安全性已在晚期乳腺癌治疗中得到了证实，且具有口服方便，减轻患者频繁入院就医的负担，适合长期用药等特点，使其在晚期乳腺癌维持治疗中发挥了重要作用。

参考文献

1. COMELLA P. A review of the role of capecitabine in the treatment of eoloreetal cancer. Ther Clin Risk Manag, 2007, 3 (3)：421 –431.

2. O'SHAUGHNESSY JA, KAUFMANN M, SIEDENTIPF F, et al. Capecitabine monotherapy：review of studies in first – line HER2 – negative metastatic breast cancer. Oncologist, 2012, 17 (4)：2011 –2081.

3. 马飞，罗先明，徐兵河．卡培他滨在晚期乳腺癌维持治疗中的研究进展．中华医学杂志, 2017, 97 (44)：3509 –3513.

4. WANG J, XU B, YUAN P, et al. Capecitabine combined with docetaxel versus vinorelbine followed by capecitabine maintenance medication for first – line treatment of patients with advanced breast cancer：Phase 3 randomized trial. Cancer, 2015, 121 (19)：3412 –3421.

5. 徐兵河，王树森，江泽飞，等．中国晚期乳腺癌维持治疗专家共识．中华普通外科学文献（电子版), 2018, 12 (1)：1 –5.

病例来源：解放军总医院第五医学中心（原307医院）

病例整理：郝晓鹏、林锢

点评专家：郝晓鹏、王涛

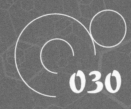

030

曲妥珠单抗联合依维莫司和内分泌药物治疗晚期乳腺癌长期获益一例

病历摘要

患者女性，41岁，2011年11月行左乳腺癌改良根治术，术后病理：左乳浸润性导管癌，Ⅱ级，肿瘤大小3.5 cm×2.5 cm×2.0 cm，腋窝淋巴结转移11/14，免疫组化：ER（局部弱＋），PR（局部＋），Ki-67（＋约22%），HER2（2＋），FISH（＋）。术后行8个周期紫杉醇联合环磷酰胺辅助化疗及左胸壁的辅助放疗，行三苯氧胺辅助内分泌近1个月。2012年6月发现左胸壁肿物穿刺示皮肤组织脉管内可见癌栓（腺癌），免疫组化ER（弱＋），PR（＋/－），Ki-67（＋约30%），HER2（3＋），符合乳腺癌转移，无病生存期为7个月。2012年7月至2012月12月行6个周期吉西他滨、希罗达联合曲妥珠单抗解救治疗，并继续应用曲妥珠单抗治疗至 2013 年 7 月，化疗结束后胸壁红斑范围扩大，考虑病情进展。2012 年 11 月至 2012 年 12 月于胸壁电子线照射。2013 年 9 月 PET/CT 检查示双肺多发转移瘤，右侧腋窝淋巴结转移可能。2013 年 9 月开始行长春瑞滨联合赫赛汀解救化疗，评效：SD（好转），由于化疗不良反应，于 2014 年 6 月至 2015 年 3 月行阿那曲唑、诺雷德联合赫赛汀解救治疗，2015 年 3 月胸部 CT 示肺部病灶较前增大，TTP = 9 个月。2015 年 3 月开始行依西美坦、诺雷德联合赫赛汀治疗，2015 年 6 月复查胸部 CT 提示肺部病灶较前增大，加用依维莫司（5 mg，每日 1 次），期间定期复查胸部 CT 提示病灶较前缩小，于 2016 年 10 月行左肺转移灶 γ 刀治疗（DT = 50 Gy/10f），随访肺转移病灶至 2017 年 12 月 18 日肺转移病灶较前增大，治疗期间主要不良反应为间质性肺炎 2 级，评效：SD（好转），疾病控制时间长达 30 个月。

📖 病例分析

乳腺癌患者中 70%～80% 为激素受体阳性，内分泌治疗是激素受体阳性患者治疗的重要手段，但内分泌治疗的原发性和继发性耐药常导致治疗失败，因而针对内分泌治疗耐药机制及耐药逆转的研究成了临床研究的热点。临床前研究显示，ER 信号与 mTOR 信号通路间的交叉作用与内分泌治疗耐药有关，mTOR 抑制剂可部分恢复肿瘤对激素的敏感性。该患者免疫组化为激素受体阳性，HER2 阳性，内分泌依赖型，依西美坦、诺雷德联合赫赛汀治疗中，肺部转移灶较前增大，随后加用 mTOR 抑制剂依维莫司，2

个月后肺部转移灶较前减小，随后肺部病灶长期稳定，疾病得到长期控制。

依维莫司在增强疗效的同时也增加了口腔炎、贫血和呼吸困难等不良反应事件的发生率，最常见的3～4级不良反应事件为口腔炎、贫血、呼吸困难、高血糖、疲乏和肺炎。本例患者在使用依维莫司过程中出现过2级间质性肺炎，因此医生为患者选择依维莫司联合AI治疗时要权衡疗效和不良反应，根据具体情况给予个体化治疗。

病例点评

研究发现内分泌耐药与多种生长因子信号传导通路活化相关，尤其是ER与PI3K/AKT/mTOR信号传导通路间的相互作用，可通过配体及非配体依赖的模式激活ER通路，从而导致肿瘤增殖、发展。

BOLERO-2的试验表明，依维莫司联合依西美坦对比安慰剂＋依西美坦能够显著延长HR（＋）、HER2（－）绝经后晚期乳腺癌患者的PFS，分别为11个月 *vs.* 4.1个月（$P < 0.001$），总有效率两组分别为12.6%和1.7%（$P < 0.0001$），临床获益率分别为51.3%和26.4%（$P < 0.0001$）。而且亚组分析显示，依维莫司＋依西美坦组的PFS优势不受各年龄、有无内脏转移、孕激素受体是否阳性、地区、种族等亚组因素影响。

mTOR作为HER2信号通路的下游分子，对其抑制就可以克服mTOR上游基因异常导致的抗HER2治疗耐药，也可以增强抗HER2治疗的疗效。实际上在前期临床研究中也已经证实，依维莫司能增强曲妥珠单抗的抗瘤活性，并且能逆转曲妥珠单抗的耐药。Morrow 等报告的一项Ⅰ/Ⅱ期临床研究显示，对于曲妥珠单抗耐药的 HER2 阳性转移性乳腺癌患者，应用曲妥珠单抗联合依维莫司取得了临床获益。

这个病例也从临床上进一步提示，依维莫司可能同时克服内分泌治疗和曲妥珠单抗的耐药性，且依维莫司一般耐受性良好，大多数不良反应属轻度或中度，具有可逆性，可以自行缓解，也不具有蓄积性。另外，依维莫司的不良反应与药物剂量密切相关，5 mg/d 的剂量，无论是不良反应的发生率，还是严重程度，均显著低于 10 mg/d。总体而言，依维莫司是一种治疗乳腺癌安全有效的药物，我们的实践经验是 5 mg/d 的剂量更安全，疗效无明显降低。近几年针对乳腺癌内分泌治疗耐药的机制研究有较大进展，研究出了一系列以依维莫司为代表的新型药物，并在联合内分泌治疗的临床研究探讨中显示出了优异的疗效。

参考文献

1. MUSGROVE E A, SUTHERLAND R L. Biological determinants of endocrine resistance in breast cancer. NATURE REVIEWS CANCER, 2009, 9 (9): 631－643.

2. XU Y L, SUN Q. Headway in resistance to endocrine therapy in breast cancer. Journal of Thoracic Disease, 2010, 2 (3): 171－177.

3. PÉREZTENORIO G, STÅL O. Activation of AKT/PKB in breast cancer predicts a worse outcome among endocrine treated patients. Br J Cancer, 2002, 86 (4): 540－545.

4. SHIBUYA M. Vascular endothelial growth factor－dependent and－independent regulation of angiogenesis. Bmb Reports, 2008, 41 (4): 278－286.

5. LOPICCOLO J, BLUMENTHAL G M, BERNSTEIN W B, et al. Targeting the PI3K/Akt/mTOR pathway: Effective combinations and clinical considerations. Drug Resistance

笔记

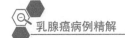
Updates，2008，11（1-2）：0-50.

6. MORROW P K，WULF G M，ENSOR J，et al. Phase Ⅰ/Ⅱ Study of Trastuzumab in Combination With Everolimus（RAD001）in Patients With HER2 - Overexpressing Metastatic Breast Cancer Who Progressed on Trastuzumab - Based Therapy. Journal of Clinical Oncology，2011，29（23）：3126-3132.

病例来源：解放军总医院第五医学中心（原307医院）

病例整理：林镪

点评专家：王涛

031
常规化疗进展后小分子
TKI 联合化疗获明显
缓解一例

病历摘要

患者女性，48 岁，2013 年 8 月因"左乳腺癌术后化疗后 9 年，左胸壁复发 1 个月"为主诉入院。无慢性病史，个人史、月经婚育史、家族史无特殊。

治疗

2004 年患者因左乳肿物就诊，完善检查后确诊为左乳腺癌，并行左乳腺癌改良根治术，术后病理：左乳浸润性导管癌，腋窝淋巴结未见转移 0/18，免疫组化：ER（－），PR（－），HER2（－）。术后行含阿霉素方案化疗 3 个周期，之后定期复查。

2013 年 8 月患者左胸壁复发，2013 年 10 月行肿瘤切除术，术

笔记

后病理提示乳腺癌转移：ER(＋)，PR(＋)，HER2(－)。

2013 年 12 月至 2014 年 3 月行含紫杉醇药物方案化疗 4 个周期。

2014 年 6 月至 2015 年 6 月口服来曲唑内分泌治疗 1 年，因不良反应不能耐受于 2015 年 6 月至 2016 年 3 月调整为他莫昔芬内分泌治疗。

2016 年 3 月患者出现左锁骨上、左颈部肿物，穿刺病理提示乳腺癌转移：ER(－)，PR(－)，HER2(－)。

2016 年 4 月至 2016 年 6 月行紫杉醇脂质体＋卡铂方案化疗 2 个周期。

2016 年 6 月颈胸部 CT（图 31－1）：左侧锁骨上区可见多发结节与肿物，考虑为左侧锁骨上转移瘤。评价 PD。

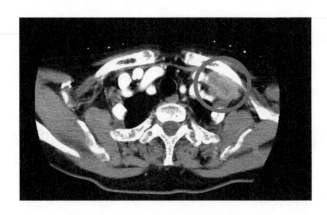

图 31－1　2016 年 6 月颈胸部 CT

2016 年 6 月治疗方案调整阿帕替尼 425 mg po，qd＋长春瑞滨胶囊 80 mg po，d1，d8，d15/q21d。不良反应为 3 度血压升高，口服降压药后血压控制可。患者每 2 个周期复查 CT，结果提示左侧锁骨上转移瘤逐渐缩小（图 31－2～图 31－5）。

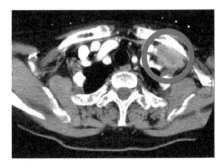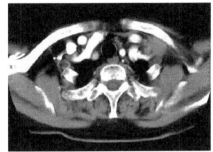

图 31 -2　2 个周期后颈胸部 CT

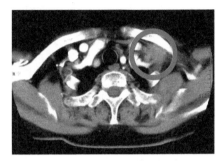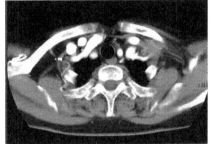

图 31 -3　4 个周期后颈胸部 CT

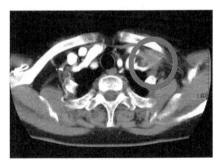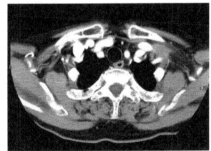

图 31 -4　6 个周期后颈胸部 CT

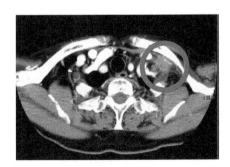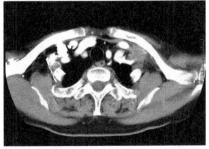

图 31 -5　8 个周期后颈胸部 CT

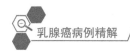

2017 年 1 月至 2017 年 5 月患者因腹泻严重停用长春瑞滨胶囊，行阿帕替尼单药治疗。

2017 年 5 月后失访（表 31 - 1）。

表 31 - 1　总结

病情变化	治疗时间	治疗方案	最佳疗效
2013 年 8 月左胸壁复发（Luminal 型）	2013 年 12 月	含紫杉醇药物方案化疗 4 个周期	术后辅助化疗
	2014 年 6 月至 2015 年 6 月	来曲唑	术后辅助内分泌治疗
	2015 年 6 月至 2016 年 3 月	他莫昔芬	术后内分泌治疗中 PD
2016 年 3 月左锁骨上转移（三阴性）	2016 年 4 月至 2016 年 6 月	紫杉醇脂质体 + 卡铂化疗 2 个周期	PD
	2016 年 6 月至 2017 年 1 月	阿帕替尼 + 长春瑞滨胶囊	PR
出现腹泻不良反应	2017 年 1 月至 2017 年 5 月之后失访	阿帕替尼	SD

病例分析

患者左乳腺癌术后 9 年出现左胸壁复发，复发肿瘤分子分型为 Luminal 型，故予以化疗序贯内分泌治疗，内分泌治疗中再次出现左锁骨上淋巴结转移，PFS 约 32 个月，左锁骨上淋巴结活检提示乳腺癌转移，分子分型为三阴型。三阴性乳腺癌缺乏 HR 及 HER2 靶点，故治疗手段以化疗为主，近年广谱抗血管生成的靶向药物联合化疗在三阴性乳腺癌中初现疗效，故先予以本例患者 2 个周期化疗，治疗效果不佳，评价 PD，之后予以小分子多靶点抗血管生成

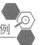

药物阿帕替尼联合长春瑞滨胶囊化疗，患者肿瘤明显缩小，评价PR，后续则予以阿帕替尼单药维持，疾病持续稳定。由此可见小分子多靶点抗血管生成靶向药物在三阴性乳腺癌治疗中前景可期。

病例点评

　　血管生成是肿瘤生长的关键机制。VEGF/VEGFR 信号通路对于新生血管具有关键性调节作用，VEGF/VEGFR-2 所介导的信号级联通路可以调控血管内皮细胞的增殖、迁移、存活和通透性的改变，促进血管的新生。抗血管生成药物对肿瘤血管发挥多种作用，包括使现有的肿瘤血管退化，从而切断肿瘤细胞生长所需氧气及其他营养物质；使存活的肿瘤血管正常化，降低肿瘤组织间压，改善化疗药物向肿瘤组织内的传送，提高化疗效果；抑制肿瘤新生血管生成，从而持续抑制肿瘤细胞的生长和转移。尽管在理论上的可行性，但是抗血管生成药物，如贝伐珠单抗在晚期乳腺癌治疗中未见突破性进展。

　　基于E2100 和 AVF2119g 两个试验的结果，2008 年 FDA 批准将贝伐珠单抗用于乳腺癌适应证。两个试验终点均为无进展生存期。E2100 结果显示合并贝伐珠单抗可以使 PFS 提高 5.5 个月；虽然AVF2119g 结果显示联合贝伐珠单抗不能提高 PFS，但是进一步肯定了 E2100 关于显著提高反应率的结果（AVF2119g：19.8% *vs.* 9.1%，$P < 0.001$；E2100：49% *vs.* 22%，$P < 0.0001$）。然而这两个试验均未能显示贝伐珠单抗对 OS 的提高，却显著增加了 3 级以上不良反应的发生率。

　　AVADO 和 RIBBON-1 的结果与 E2100 类似，PFS 均显著提高，但是 OS 仍未显著改善。取得 PFS 的显著提高并不一定意味着 OS 的

笔记

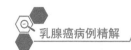

改变，虽然 PFS 的延长也许带来生活质量的提高，但由于未提高 OS 且不良反应较重，贝伐珠单抗最终被美国 FDA 撤销了在晚期乳腺癌方面的适应证。

阿帕替尼是新型的抗肿瘤血管生成靶向药物，高度选择性地结合 VEGFR-2 位点，阻断下游信号传导，具有强效抗肿瘤血管生成作用。Ⅲ期临床数据显示阿帕替尼（850 mg/d）显著延长二线治疗失败后的晚期胃癌患者的总生存期和无进展生存期，提高疾病控制率。主要不良反应为高血压、皮肤反应、白细胞降低和发热、胆红素升高等。

本病例显示采用低于推荐剂量的阿帕替尼（425 mg/d）联合化疗治疗晚期乳腺癌，局部肿块缩小明显，患者耐受性较好。观察到与阿帕替尼相关的主要不良反应为 3 度血压上升，由于治疗前对此不良反应有一定了解，治疗开始后定期监测血压，出现不良反应后积极对症处理，患者血压控制稳定。患者取得较好的疗效，不良反应可以耐受。

本例患者为入组阿帕替尼联合化疗的真实世界研究的病例，而阿帕替尼在乳腺癌的治疗尚属研究阶段，之后的Ⅱ期和Ⅲ期研究亦在进行中，其结果值得期待。

参考文献

1. GRAY R, BHATTACHARYA S, BOWDEN C, et al. Independent review of E2100: a phaseⅢ trial of bevacizumab plus paclitaxel versus paclitaxel in women with metastatic breast cancer. J Clin Oncol, 2009, 27（30）: 4966 – 4972.

2. MILLER K D, CHAP L I, HOLMES F A, et al. Randomized phase Ⅲ trial of capecitabine compared with bevacizumab plus capecitabine in patients with previously treated metastatic breast cancer. J Clin Oncol, 2005, 23（4）: 792 – 799.

3. MILES D W, CHAN A, DIRIX L Y, et al. Phase Ⅲ study of bevacizumab plus

docetaxel compared with placebo plus docetaxel for the first – line treatment of human epidermal growth factor receptor 2 – negative metastatic breast cancer. J Clin Oncol, 2010, 28 (20): 3239 – 3247.

4. ROBERT N J, DIÉRAS V, GLASPY J, et al. RIBBON – 1: randomized, double – blind, placebo – controlled, phase Ⅲ trial of chemotherapy with or without bevacizumab for first – line treatment of human epidermal growth factor receptor 2 – negative, locally recurrent or metastatic breast cancer. J Clin Oncol, 2011, 29: 1252 – 1260.

病例来源：中国医学科学院肿瘤医院

病例整理：王雪

点评专家：袁芃

032
HER2 + 乳腺癌双靶新辅助
治疗后肿瘤明显缓解一例

病历摘要

患者女性，52岁，2017年8月出现右乳肿胀疼痛，2017年10月就诊。

2017年10月外院超声提示右腋窝淋巴结增大，右腋窝淋巴结穿刺提示转移性腺癌。

2017年11月7日我院乳腺MR（图32-1）：右侧乳腺弥漫性病变，考虑乳腺癌、多灶，伴炎性乳癌可能；右腋窝多发肿大淋巴结，警惕转移。

2017年11月7日右乳腺肿物穿刺：乳腺浸润性癌，ER（-），PR（-），HER2（3+），Ki-67（+，15%）。

笔记

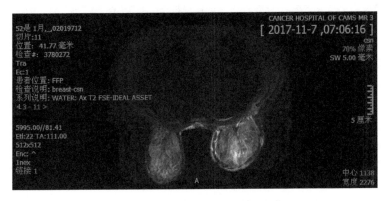

图 32 - 1　患者乳腺 MR（治疗前）

2017 年 11 月 8 日超声引导下右锁骨上淋巴结穿刺：有癌细胞。

治疗

外科就诊后建议先行新辅助化疗，2017 年 11 月 14 日至 2018 年 2 月 27 日行 6 个周期治疗：帕妥珠单抗，首剂 840 mg 之后 420 mg d1；曲妥珠单抗，首剂 8 mg/kg 之后 6 mg/kg d1；多西他赛，120 mg d2 + 卡铂 600 mg d3，q21d × 6 个周期，2 个周期（图 32 - 2）、4 个周期（图 32 - 3）及 6 个周期（图 32 - 4）治疗后，复查 MR 评价 PR。

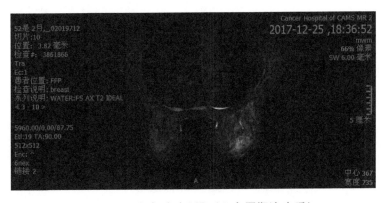

图 32 - 2　患者乳腺 MR（2 个周期治疗后）

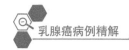
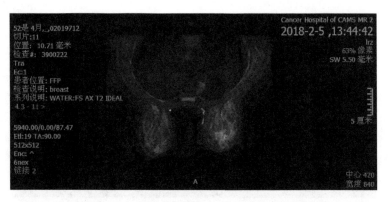

图 32 - 3 患者乳腺 MR（4 个周期治疗后）

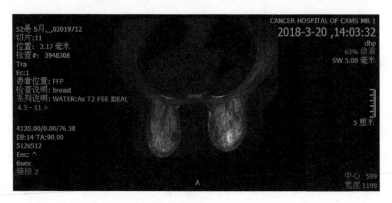

图 32 - 4 患者乳腺 MR（6 个周期治疗后）

2018 年 3 月 26 日，患者在我院全麻下行右乳腺癌改良根治术。

术后病理

乳腺组织局灶见纤维组织增生、炎细胞浸润及泡沫细胞聚集，可见极少许导管原位癌残存，符合重度治疗反应（Miller & Payne Grading System 5 级）。乳头、胸膜及胸肌筋膜未见癌累及。周围乳腺呈腺病改变，部分导管扩张及局灶纤维腺瘤形成趋势。腋窝淋巴结未见转移癌（0/17），其中 11 枚可见纤维组织增生及泡沫细胞反应，未见明确癌组织，不除外为转移癌治疗后改变。ypTNM：ypTisN0。

2018 年 4 月至 2018 年 6 月，局部放疗。

2018 年 6 月至 2019 年 2 月，双靶向药物治疗，帕妥珠单抗 420 mg d1 + 曲妥珠单抗 6 mg/kg d1，q21d，共 1 年。

2019 年 2 月至 2019 年 12 月定期复查中。

病例分析

患者为 HER2 阳性乳腺癌，新辅助治疗行双靶联合化疗方案治疗 6 个周期，肿瘤明显缩小，手术治疗后病理提示重度治疗反应，病理分期 ypTisN0。术后继续双靶辅助治疗至 1 年。虽然患者新辅助双靶治疗有原位癌残存，但仍可评价为病理完全缓解，对患者长期获益不造成影响，双靶联合化疗已达到满意效果。

病例点评

根据现有病史及穿刺病理结果，考虑临床分期为 cT4N3M0，Ⅲc期，分子分型为 HER2 阳性 HR 阴性型，患者为局部晚期，不可手术，为新辅助治疗的适应证，需要通过新辅助治疗达到降期获得手术机会的目的。NOAH 研究结果显示，曲妥珠单抗联合化疗能更好地提高患者 pCR 率，并改善患者预后。患者临床病理提示，乳腺弥漫性病变伴炎性乳癌可能、右锁骨上淋巴结穿刺有癌细胞、ER（－），PR（－），HER2（3＋），根据预后分析为高危组，该类患者预后更差，为提高近期及远期疗效，根据目前研究成果，可考虑使用双靶新辅助治疗。NeoSphere 研究的结果显示，在多西他赛联合曲妥珠单抗的基础上加用帕妥珠单抗，可显著提高 pCR 率［（$P =$ 0.0141），（P＋T＋D 组 45.8% $vs.$ T＋D 组 29.0%）］，而亚组分析中，激素受体阴性亚组从双靶治疗中获益更多（pCR 率：P＋T＋D 组 63.2% $vs.$ T＋D 组 36.8%）。在 NeoSphere 试验后续的生存分析中，我们看到了多西他赛联合双靶向治疗的 5 年 DFS 达 84%，为四组中最高（尽管 95% *CI* 0.28 ~ 1.27），达到 pCR 的患者 5 年 PFS 更高（85% *vs.* 76%，*HR* 0.54，95% *CI* 0.29 ~ 1.00）。HER2 阳性乳腺癌新辅助治疗的患者，可能从多西他赛联合帕妥珠单抗 + 曲妥珠单抗双靶向方案中生存获益。Neospere 研究的缺陷在于，术后辅助治疗均为单靶治疗，可能弱化了新辅助双靶治疗在远期的生存获益。而中国的 PEONY 研究弥补了上述不足。

目前，中国已批准了帕妥珠单抗联合曲妥珠单抗和多西他赛用于 HER2 过表达的局部晚期的乳腺癌患者的新辅助治疗、早期乳腺癌的术后辅助及晚期乳腺癌的解救治疗。

参考文献

1. GIANNI L, ELERMANN W, SEMIGLAZOV V, et al. Neoadjuvant chemotherapy with trastuzumab followed by adjuvant trastuzumab versus neoadjuvant chemotherapy alone, in patients with HER2 – positive locally advanced breast cancer (the NOAH trial): a randomised controlled superiority trial with a parallel HER2 – nagetive cohort. Lancet, 2010, 375 (9712): 377 – 384.

2. GIANNI L, PIENKOWSKI T, IM Y H, et al. 5 – year analysis of neoadjuvant pertuzumab and trastuzumab in patients with locally advanced, inflammatory, or early – stage HER2 – positive breast cancer (NeoSphere): a multicentre, open – label, phase 2 randomised trial. Lancet Oncol, 2016, 17 (6): 791 – 800.

3. SHAO Z, PANG D, YANG H, et al. Efficacy, Safety, and Tolerability of Pertuzumab, Trastuzumab, and Docetaxel for Patients With Early or Locally Advanced ERBB2 – Positive Breast Cancer in Asia: The PEONY Phase 3 Randomized Clinical Trial. JAMA Oncol, 2019, 3692.

病例来源：中国医学科学院肿瘤医院

病例整理：王雪

点评专家：袁芃

033

HER2 + 局部晚期乳腺癌 吡咯替尼联合卡培他滨 "新辅助"治疗获病理 完全缓解一例

病历摘要

患者女性，28 岁，2016 年 7 月因 "左乳肿物" 就诊。既往体健，无慢性病或遗传病史。

2016 年 7 月左乳肿物穿刺病理：乳腺浸润性癌，非特殊型，Ⅱ～Ⅲ 级。免疫组化结果显示 ER（－），PR（－），HER2（3＋），Ki-67（50%）。B 超及 MRI 提示左腋窝下淋巴结肿大，考虑转移。临床分期：cT2N1M0 ⅡB 期 HER2 型。

治疗

2016 年 8 月 2 日至 2016 年 10 月 28 日行 TCH（多西他赛＋卡铂＋曲妥珠单抗）方案 6 个周期，最佳疗效 PR（图 33 –1）。

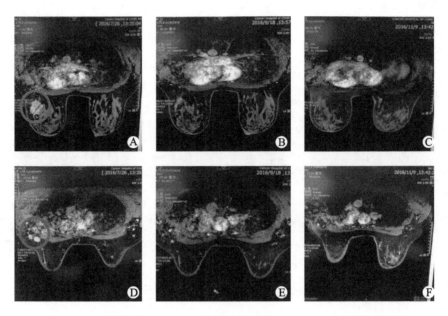

注：A、D：治疗前；B、E：4个周期治疗后；C、F：6个周期治疗后

图 33-1 患者乳腺 MR

2016 年 11 月 17 日行左乳腺癌保乳术 + 左腋窝清扫术。术后病理：乳腺组织未见明确癌组织残存，符合重度治疗后改变（Miller & Payne Grading System 5 级），淋巴结转移癌（2/21），ypT0N1M0。2016 年 12 月 20 日至 2017 年 2 月 2 日行全乳腺 + 锁骨上下区域放疗。术后曲妥珠单抗靶向治疗达 1 年，曲妥珠单抗末次治疗时间2017 年 8 月。治疗期间和疗后定期复查，未见肿瘤复发或转移。2018 年 9 月患者出现左侧胸壁疼痛，复查发现左侧术区乳腺皮肤增厚、水肿，考虑局部肿瘤复发，DFS = 22 个月。2018 年 9 月 10 日左乳术区穿刺病理：乳腺浸润性癌，符合非特殊型，免疫组化结果显示 ER（-），PR（-），HER2（3 +），Ki-67（40%）。2018 年 9月 19 日至 2018 年 12 月 7 日吡咯替尼 + 卡培他滨治疗 4 个周期（图33-2）。

2019 年 1 月 10 日行左乳单纯切除术。术后病理：经充分取材，

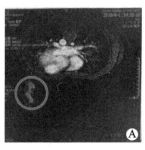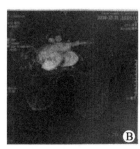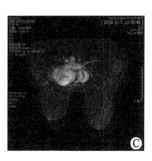

注：A：治疗前；B：2 个周期治疗后；C：4 个周期治疗后

图 33 - 2　吡咯替尼 + 卡培他滨治疗对比

乳腺组织内未见明确肿瘤残存。部分区域间质纤维化、玻璃样变性及少量慢性炎细胞浸润，局灶见多核巨细胞反应（Miller & Payne TRG5 级）。乳头、皮肤及胸肌筋膜未见肿瘤。疗效评价：ypCR。术后建议继续吡咯替尼治疗至 1 年。随访至 2019 年 12 月，无复发征象。

病例分析

本例患者初诊时 HER2 阳性、HR 阴性乳腺癌患者。患者局部复发后再次取了活检，结果仍为 HER2 阳性、HR 阴性的乳腺癌。患者治疗过程，包括新辅助治疗、辅助治疗及二次新辅助、辅助治疗，始终贯穿抗 HER2 靶向治疗。该患者初始采用曲妥珠单抗联合化疗，未达到 pCR，术后曲妥珠单抗治疗达 1 年，未补充术后化疗；曲妥珠单抗停药 1 年后出现局部复发，给予吡咯替尼联合卡培他滨方案治疗后，肿瘤退缩明显，再次手术后病理达到 pCR。药物治疗期间患者不良反应较轻，可耐受，仅表现为吡咯替尼引起的轻度腹泻，以及卡培他滨引起的轻度手足综合征，对症治疗后缓解，不影响生活质量。

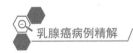

病例点评

HER2 阳性乳腺癌占乳腺癌患者的 20%～30%，侵袭性高，易复发转移，抗 HER2 靶向治疗是关键环节。现阶段抗 HER2 的靶向药物有大分子类单抗，如曲妥珠单抗、帕妥珠单抗、TDM-1，也有小分子 TKI 类药物，如拉帕替尼、来那替尼及吡咯替尼。

该患者经两次病理证实均为 HER2 阳性乳腺癌，故抗 HER2 治疗贯穿始终，新辅助治疗及辅助治疗中予以曲妥珠单抗靶向治疗，DFS 为 22 个月，局部复发后予以了吡咯替尼联合卡培他滨方案治疗。目前的曲妥珠单抗的耐药定义包括，曲妥珠单抗辅助治疗中进展或曲妥珠单抗治疗结束 1 年内进展。该患者辅助曲妥珠单抗治疗后进展，可遵循晚期二线抗 HRE2 治疗，该患者在曲妥珠单抗治结束后 12 个月出现复发，为临界状态，可继续曲妥珠单抗治疗，或换二线抗 HER2 治疗，患者最终选择了二线抗 HER2 治疗药物吡咯替尼，同时联合卡培他滨药物化疗，4 个周期后再次手术治疗，术后病理证实 ypCR，疗效显著。该患者在新辅助治疗中吡咯替尼联合化疗达 pCR，因此建议二次手术后继续维持原靶向治疗至 1 年，虽然没有循证医学证据，但从术前治疗中筛选出有效药物，可以在术后继续使用。

吡咯替尼为我国自主研发的抗 HER2 小分子 TKI 类药物，目前已有的研究结果显示，在 HER2 阳性晚期乳腺癌一线和二线治疗中取得较好的疗效。在针对治疗经蒽环类和紫杉类药物治疗失败，且复发/转移后化疗不超过二线的乳腺癌患者的 Ⅱ 期临床试验中，马来酸吡咯替尼片联合卡培他滨对比拉帕替尼片联合卡培他滨的结果显示，两组的 ORR 分别为 78.5% 和 57.1%（95% *CI*，4.0%～

38.7%　$P = 0.01$）。吡咯替尼组的客观缓解率提升了约21%。吡咯替尼组与拉帕替尼组的中位 PFS 分别为 18.1 个月和 7.0 个月。吡咯替尼组的中位无进展生存期比拉帕替尼组显著延长，具有显著统计学意义（$P < 0.0001$）。吡咯替尼组与拉帕替尼组相比，患者的疾病进展或死亡的风险下降了 63.7%（$HR = 0.363$）。而且在患者疗效改善的同时，耐受性良好。吡咯替尼的ⅢA 期临床研究显示，吡咯替尼联合卡培他滨较单药卡培他滨治疗显著提高 PFS（补充 PHINEX 研究结果），而含吡咯替尼联合曲妥珠单抗的新辅助双靶研究及辅助后续强化等研究正在进行，我们期待更好的研究结果，以使更多 HER2 阳性乳腺癌患者获益。

参考文献

1. MA F, OUYANG Q, LI W, et al. Pyrotinib or Lapatinib Combined With Capecitabine in HER2 - Positive Metastatic Breast Cancer With Prior Taxanes, Anthracyclines, and/or Trastuzumab: A Randomized, Phase Ⅱ Study. J Clin Oncol, 2019, 37（29）: 2610 - 2619.

病例来源：中国医学科学院肿瘤医院

病例整理：王雪

点评专家：袁芃

034
HR + HER2 + 晚期乳腺癌
依维莫司联合抗 HER2
治疗获长期生存一例

病历摘要

患者女性，69 岁，已绝经。既往体健，无慢性病或肿瘤病史。

治疗

2004 年外院右乳腺癌改良根治术（病理及治疗不详）。2015 年 6 月我院 PET/CT 示多发骨转移、左肺下叶转移可能性大，双肺多个结节，需警惕转移。2015 年 6 月 15 日我院行 CT 引导下肺穿刺，病理示乳腺癌转移，免疫组化示 ER（>90% 强阳），PR（70% 强阳），HER2（3 +），Ki-67 不详。2015 年 6 月至 2016 年 2 月，曲妥珠单抗，21 d + 氟维司群 500 mg im，28 d + 唑来膦酸 4 mg，28 d，最佳疗效评价 PR（图 34 –1）。2016 年 2 月复查 CT 示左肺下叶背段结节较前明显增大，约 1.6 cm×0.9 cm。病情进展。

笔记

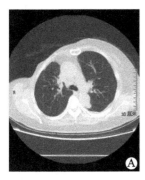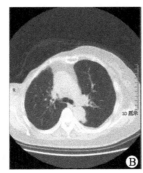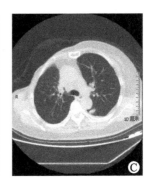

注：A：2015 年 9 月 PR；B：2015 年 11 月 PR；C：2016 年 2 月 PD

图 34 -1　患者肺转移瘤 CT

2016 年 3 月，换用依维莫司＋卡培他滨＋曲妥珠单抗＋唑来膦酸，初始剂量为依维莫司 5 mg qd，卡培他滨 1.5 g bid 连用 14 天停 7 天，期间 2016 年 5 月因Ⅲ度口腔溃疡，停用依维莫司＋卡培他滨 2 周；2016 年 7 月因Ⅲ度口腔溃疡，药物减量：依维莫司 2.5 mg qd ＋卡培他滨 1.0 g bid，持续服药至 2018 年 12 月，其间多次疗效评估为 SD（图 34 -2，图 34 -3）。2018 年 5 月因心脏彩超 LVEF 44%，停用曲妥珠单抗，未恢复。2018 年 12 月外院超声心动 LVEF <50%。

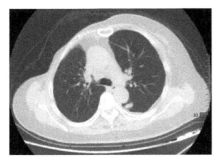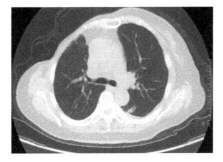

图 34 -2　2016 年 5 月患者　　　　图 34 -3　2018 年 12 月患者
　　　　肺转移瘤 CT　　　　　　　　　　肺转移瘤 CT

2018 年 12 月至 2019 年 3 月：依维莫司＋卡培他滨＋吡咯替尼＋唑来膦酸治疗。2019 年 3 月患者因肾功能异常停药，就诊于综合医院肾内科对症治疗，肌酐较前下降，但仍高于正常值。故 2019

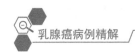

年5月因肾功能不全，患者抗肿瘤治疗方案调整为依西美坦单药治疗，期间定期复查，肿瘤控制稳定。

病例分析

患者乳腺癌最初发病为2004年，行手术治疗后11年出现复发转移，肺转移灶活检提示乳腺癌转移，HR阳性、HER2阳性，转移后一线治疗予以内分泌联合抗HER2靶向治疗，8个月后肿瘤进展（PFS＝8个月），之后方案调整为化疗联合曲妥珠单抗抗HER2治疗，同时加用依维莫司药物治疗，肿瘤较前稍缩小，疗效评价SD，但曲妥珠单抗治疗持续治疗3年（2015年6月至2018年5月）后患者出现左室射血分数下降，LVEF＜50%，因而停用曲妥珠单抗，心脏功能未恢复，改为吡咯替尼抗HER2治疗，依维莫司治疗共3年余（2016年3月至2019年3月），治疗期间因Ⅲ度口腔溃疡而减量，后因患者肾功能异常，治疗方案调整为依西美坦单药，定期复查肿瘤控制稳定。

病例点评

HR阳性、HER2阳性乳腺癌是乳腺癌分子分型的一部分，研究发现，HR、HER2表达水平对内分泌治疗、靶向治疗效果均有影响。当ER表达水平低于50%时，HR阳性/HER2（＋）乳腺癌的生物学特性倾向于HER2过表达型乳腺癌，对于该类型乳腺癌，治疗可选择化疗联合抗HER2治疗或内分泌治疗联合抗HER2治疗，其中抗HER2治疗是该型乳腺癌治疗的骨架。当ER表达水平大于

笔记

50% 时，HR 阳性/HER2（＋）乳腺癌的生物学特性倾向于 Luminal B 型 HER2 阴性乳腺癌，该类乳腺癌治疗主要以内分泌治疗或化疗为主，抗 HER2 治疗获益不明显。

该患者从最初发病至复发转移，DFS 长达 11 年，肺穿刺活检免疫组化示 ER（＞90% 强阳），PR（70% 强阳），HER2(3＋)，根据既往研究，该患者内分泌治疗为主要治疗手段。患者内分泌联合抗 HER2 治疗 PFS 达 8 个月，后续方案调整化疗＋抗 HER2＋依维莫司治疗后获更长 PFS，为 38＋个月，故依维莫司药物的作用不可忽视。

BOLERO-2 研究显示，在非甾体类 AI 治疗失败的 HR 阳性、HER2 阴性晚期乳腺癌中，依西美坦基础上加入 mTOR 抑制剂依维莫司能使患者获得显著的生存获益（PFS 11 个月 *vs.* 4.1 个月）。但该研究主要入组患者为 HER2 阴性的患者，而针对 HER2 阳性患者的 BOLERO-1 研究中，在每周的紫杉醇化疗和曲妥珠单抗靶向治疗方案中增加依维莫司未能显著延长患者的无进展生存期。同样是针对 HER2 阳性患者的 BOLERO-3 研究中，对比每周曲妥珠单抗＋长春瑞滨联合或不联合依维莫司治疗曲妥珠单抗耐药的晚期乳腺癌患者，中位随访 20 个月的结果显示，依维莫司联合曲妥珠单抗＋化疗组较不含依维莫司组降低肿瘤进展风险 22%（PFS 为 7 个月 *vs.* 5.78 个月，$P=0.0067$）。后续研究综合 BOLERO-1 与 BOLERO-3 中人群进行进一步检测发现，肿瘤组织中存在 PIK3CA 突变、PTEN 缺失或 PI3K 通路亢进的患者，PFS 可以从依维莫司中获益。

该患者虽未行相关基因检测，但从依维莫司药物治疗中明显获益，建议有条件的情况下，完善检测来验证既往研究结论，为今后患者个体化精准治疗提供治疗依据。

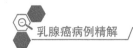
参考文献

1. 靳肖寒，贾勇圣，佟仲生．激素受体阳性、HER2＋乳腺癌的治疗进展．山东医药，2018，58（25）．

2. YARDLEY D A, NOGUCHI S, PRITCHARD K I, et al. Everolimus plus exemestane in postmenopausal patients with HR(＋)breast cancer：BOLERO－2 final progression－free survival analysis. Adv Ther, 2013, 30 (10)：870－884.

3. HURVITZ S, AUDRE F, JIANG Z, et al. Combination of everolimus with trastuzumab plus paclitaxel as first－line treatment for patients with HER2－positive advanced breast cancer (BOLERO－1)：a phase 3, randomised, double－blind, multicentre trial. Lancet Oncol, 2015, 16 (7)：816－829.

4. ANDRÉ F, O'REGAN R, OZGUROGLU M, et al. Everolimus for women with trastuzumab－resistant, HER2－positive, advanced breast cancer (BOLERO－3)：a randomised, double－blind, placebo－controlled phase 3 trial. Lancet Oncol, 2014, 15 (6)：580－591.

5. ANDRÉ F, HURVITZ S, FASOLO A, et al. Molecular Alterations and Everolimus Efficacy in Human Epidermal Growth Factor Receptor 2－Overexpressing Metastatic Breast Cancers：Combined Exploratory Biomarker Analysis From BOLERO－1 and BOLERO－3. J Clin Oncol, 2016, 34 (18)：2115－2124.

病例来源：中国医学科学院肿瘤医院

病例整理：王雪

点评专家：袁芃

035
HER2 + 晚期乳腺癌双靶
联合化疗后成功手术一例

病历摘要

患者女性，48 岁，未绝经。2017 年 9 月以"右乳癌肝肺转移 1 个月"为主诉入院。既往体健，否认慢性病、传染病史，无家族史。

2017 年 8 月患者因"右乳肿物 3 个月"于当地医院行右乳腺肿物穿刺，病理：（右乳腺）浸润性癌伴局灶坏死、形态符合浸润性非特殊类型癌。2017 年 9 月就诊我院，我院病理会诊示（右乳）浸润性癌，非特殊类型，Ⅲ 级，免疫组化示 ER（-），PR（-），HER2（3 +），Ki-67（+，25%）。2017 年 10 月 26 日胸部 CT 示（图 35 - 1）右侧乳腺多发结节影，最大直径约 4.0 cm，考虑乳腺癌侵及右乳皮下及右侧胸壁。左肺上叶软组织影，直径约 3.3 cm，

笔记

227

转移可能大。查体：右乳及右腋窝可及巨大肿物，最大直径约 10 cm，质硬固定，局部皮肤暗红，皮温升高，右乳头周围皮肤破溃、渗液、伴轻压痛。乳头无溢液，皮肤无橘皮样改变。

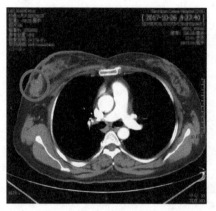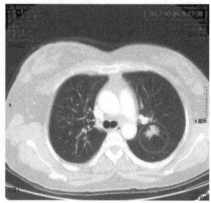

图 35 – 1　胸部 CT

2017 年 10 月 30 日腹部 CT 示（图 35 – 2）肝内占位，大者位于 S4 段，病灶边缘欠清，大小约 6.7 cm × 6.4 cm × 6.1 cm。

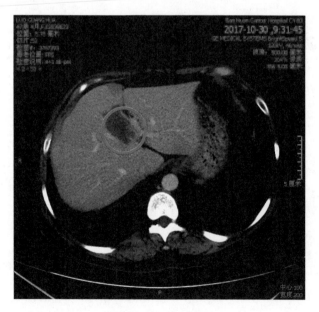

图 35 – 2　腹部 CT

2017 年 10 月 30 日至 2019 年 1 月 20 日给予帕妥珠单抗＋曲妥珠单抗＋紫杉醇×15 个周期，疗效评价 PR。2019 年 2 月 22 日胸部CT（图 35 −3）及 2019 年 2 月 25 日腹部 CT（图 35 −4）提示乳腺肿瘤较前缩小，肺转移及肝转移瘤较前缩小，疗效评价 PR。

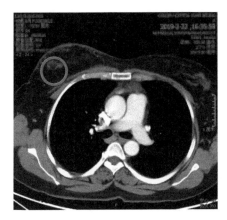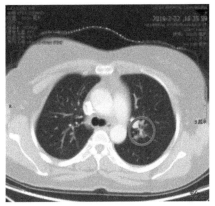

图 35 −3　胸部 CT

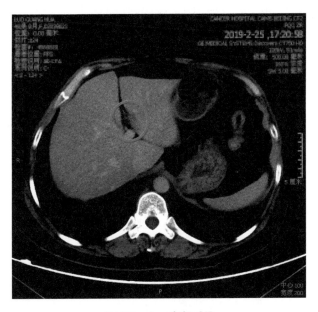

图 35 −4　腹部 CT

　　2019 年 3 月患者于我院行右乳改良根治术，术后病理示乳腺浸润性癌，Ⅲ级，肿瘤直径 5.5 cm，可见神经侵犯及脉管癌栓，侵犯乳头及皮肤，伴皮肤糜烂溃疡形成，周围皮下可见播散癌结节两灶最大径 1.4～3.5 cm，胸肌筋膜未见癌累及，周围乳腺组织未见明显病变，腋窝淋巴结未见转移癌 0/8，pT4bN0。免疫组化 ER（−），PR（−），HER2（3＋），Ki-67（20%＋）。2019 年 4 月至 2019 年 12 月患者继续帕妥珠单抗联合曲妥珠单抗治疗，定期复查，评价稳定。

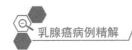 **病例分析**

根据该患者病史、影像学检查及病理，其初诊时为Ⅳ期乳腺癌，乳腺肿瘤局部破溃渗液，同时伴有肺转移及肝转移，患者全身肿瘤负荷大，当地医院完善病理诊断后就诊我院，结合我院病理会诊，该患者为 HER2 阳性 HR 阴性型乳腺癌，予以制定双靶联合化疗方案，经过 1 年的治疗，乳腺局部及肝肺转移瘤明显缩小，评价 PR。由于患者右乳肿瘤处皮肤长期溃烂渗液，严重影响患者生活质量，故全身治疗后予以右乳改良根治术，术后局部分期 ypT4bN0，腋窝转移淋巴结达到 pCR。

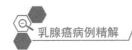 **病例点评**

HER2 阳性乳腺癌侵袭性强、复发率高，预后不良。临床实践中无论是术后辅助治疗还是晚期解救治疗，抗 HER2 治疗都有举足轻重的地位，应该贯穿始终。曲妥珠单抗是目前应用最主要、最为广泛的抗 HER2 靶向药物，该药的问世和广泛使用显著改变了 HER2 阳性乳腺癌的结局。抗 HER2 的双靶治疗方案较单靶治疗在

晚期、新辅助及辅助治疗研究中均获得了更好的结果。从作用机制上，曲妥珠单抗和帕妥珠单抗分别作用于 HER2 蛋白不同的结构域，作用机制互补，实现 HER2 通路充分阻滞，更好地实现 ADCC 作用，从而达到最佳的抗肿瘤作用。

针对 HER2 阳性转移性乳腺癌一线治疗的 CLEOPATRA 研究显示，808 例转移性乳腺癌患者，分别接受帕妥珠单抗＋曲妥珠单抗＋多西他赛治疗和安慰剂＋曲妥珠单抗＋多西他赛治疗，接受双靶联合化疗的患者的 PFS 为 18.7 个月，明显高于单靶治疗患者的 12.4 个月（$P < 0.0001$）。双靶治疗组患者中位 OS 为 56.6 个月，而单靶治疗的中位 OS 则为 40.8 个月，其差异具有统计学意义（$P < 0.001$）。目前国际上 HER2 阳性晚期乳腺癌标准一线治疗方案为帕妥珠单抗、曲妥珠单抗双靶联合多西他赛，本例患者为双靶联合紫杉醇方案治疗，同样获得较好的治疗效果。2012 年获得美国食品药品监督管理局批准用于晚期乳腺癌的药物帕妥珠单抗，2018 年 12 月已获中国国家药品监督管理局批准上市。

本例患者初诊时即为晚期转移性乳腺癌，充分体现了 HER2 阳性乳腺癌的攻击性强，早期乳腺癌复发的可能性为 HER2 阴性肿瘤的 2~5 倍，即使很小的肿瘤也可能发生复发转移，缓和术后仍沿用双靶治疗，定期复查密切随访中，期待该患者能取得相对长久的生存获益。

参考文献

1. JOSÉ BASELGA, JAVIER CORTÉS, SUNG - BAE KIM, et al. Pertuzumab plus Trastuzumab plus Docetaxel for Metastatic Breast Cancer. N Engl J Med, 2012, 366 (2): 109 - 119.

2. SWAIN S M, KIM S B, CORTÉS J, et al. Pertuzumab, trastuzumab, and docetaxel

for HER2 – positive metastatic breast cancer（CLEOPATRA study）：overall survival results from a randomised, double – blind, placebo – controlled, phase 3 study. Lancet Oncol, 2013, 14（6）：461 – 471.

3. SWAIN S M, BASELGA J, KIM S B, et al. Pertuzumab, trastuzumab, anddocetaxelin HER2 – positive metastatic breast cancer. N Engl J Med, 2015, 372（8）：724 – 734.

病例来源：中国医学科学院肿瘤医院

病例整理：王雪

点评专家：袁芃

036
HER2＋晚期乳腺癌吡咯替尼
联合曲妥珠单抗治疗后
成功手术一例

病历摘要

患者女性，42岁，2017年6月以"发现右乳肿物1个月"为主诉入院。

既往史：13岁曾患肝炎，已治愈。否认其他慢性病、传染病史，无家族史。

患者2017年6月于我院穿刺病理示浸润性癌，免疫组化示ER（5%＋），PR（5%＋），Ki-67（约40%＋），HER2（3＋）。骨扫描：多发骨转移。胸腹部CT（图36-1~图36-3）示右乳肿瘤，肝多发转移，双肺多发转移，腰椎及左侧髂骨多发骨质破坏，考虑骨转移。

笔记

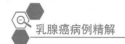
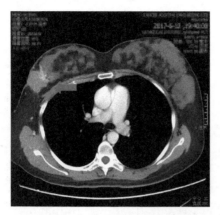

图 36 - 1　CT 示乳腺肿瘤

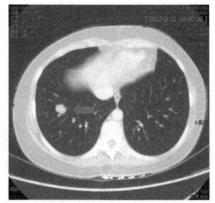

图 36 - 2　CT 示肺转移瘤

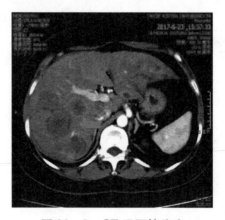

图 36 - 3　CT 示肝转移瘤

2017 年 6 月给予 TCH×5 周期，2017 年 10 月复查 CT 评价 SD（图 36 - 4），改口服希罗达治疗 1 个月自行停用。曲妥珠单抗单药治疗共 1 年，2018 年 6 月停用。

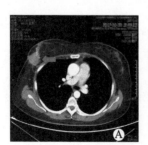
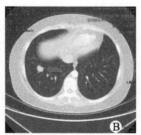
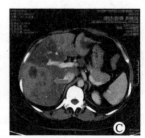

注：A：右侧乳腺肿瘤；B：肺转移瘤；C：肝脏转移瘤

图 36 - 4　患者 CT

笔记

2018 年 7 月发现右乳肿物较前增大，皮肤红肿破溃，少量液性渗出。2018 年 8 月 CT（图 36－5）提示右乳腺肿物较前明显增大，侵及皮肤，双肺多发转移瘤较前增多、增大，肝转移瘤较前增大。外科不考虑手术。

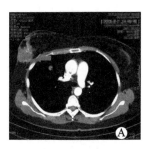
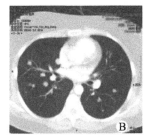
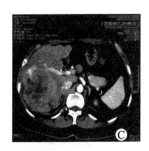

注：A：右侧乳腺肿瘤；B：肺转移瘤；C：肝脏转移瘤

图 36－5　患者 CT

2018 年 8 月 17 日至 2018 年 9 月 10 日给予曲妥珠单抗＋吉西他滨＋奈达铂×3 个周期，2 个周期后患者自觉肿物缩小，未复查及继续治疗，之后自行口服中药 3 个月，2019 年 1 月 8 日复查 CT 提示肿瘤进展（图 36－6）。

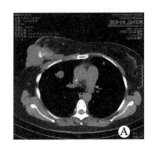
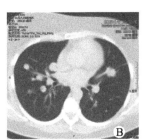
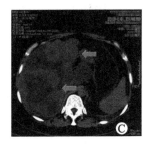

注：A：右侧乳腺肿瘤；B：肺转移瘤；C：肝脏转移瘤

图 36－6　患者 CT

2019 年 1 月开始给予曲妥珠单抗＋吡咯替尼＋白蛋白紫杉醇治疗，2019 年 4 月 10 日复查肿瘤缩小，评价 PR（图 36－7）。

2019 年 4 月 30 日我院行右乳单纯切除术，术后病理：乳腺组织经充分取材观察，仅见几个高度退变的异性细胞簇残留，形态提

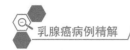
示为少许残存的浸润性癌，伴重度退变，残存肿瘤镜下最大直径 1 cm,未累及胸肌筋膜，肿瘤细胞重度退变，伴多灶钙化、淋巴浆细胞增生及显著间质纤维化，结合病史，符合重度治疗后改变，癌旁乳腺组织内可见极少许中－高级别导管原位癌，乳头可见残存小灶 Paget's 病肿瘤区域皮肤真皮层可见大量纤维组织增生及局灶炎细胞浸润，伴表皮过度角化，未见明确癌组织残存，周围乳腺组织未见显著病变。ypT1a，免疫组化示 ER （10% 中阳），PR （1% 弱阳），HER2 （3 +），Ki-67 （<5% +）。

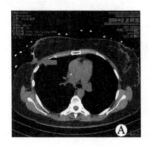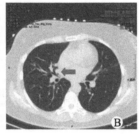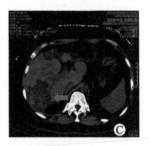

注：A：右侧乳腺肿瘤；B：肺转移瘤；C：肝脏转移瘤

图 36 -7　患者 CT

2019 年 5 月患者继续曲妥珠单抗 + 吡咯替尼 + 白蛋白紫杉醇方案治疗中。

病例分析

患者初诊时即为 HER2 阳性转移性乳腺癌，按照国际标准，应给予曲妥珠单抗 + 帕托珠单抗 + 化疗的治疗，但患者就诊时，帕托珠单抗在国内尚未上市，因此选择化疗联合曲妥珠单抗的治疗，虽然治疗后达到稳定疗效，但患者依从性差，未继续治疗。停药后患者很快出现病情进展；因 TDM1 在国内尚未上市，且之前曲妥珠单抗治疗有效，属于治疗敏感患者，故继续曲妥珠单抗联合化疗，2

个周期后评价 PR，3 个周期后患者再次自行停止治疗。2019 年 1 月肿瘤进展，予以吡咯替尼＋曲妥珠单抗＋白蛋白紫杉醇方案治疗 4 个周期，2019 年 4 月 10 日复查 CT 评价 PR，2019 年 4 月 30 日行乳腺原发灶手术治疗，术后病理提示重度治疗后改变，可见吡咯替尼联合曲妥珠单抗也可作为双重抗 HER2 的一种治疗方案。

病例点评

　　乳腺癌的发病率占世界女性恶性肿瘤的第一位，5%～10% 的乳腺癌患者初次诊断时即为Ⅳ期，HER2 阳性乳腺癌是一种特殊类型的乳腺癌，临床上约 25% 复发转移性乳腺癌存在 HER2 过表达，HER2 是乳腺癌明确的不良预后指标和药物治疗效果的预测指标，对于这类患者我们需要在常规治疗的基础上加抗 HER2 靶向治疗，达到提高疗效、改善生活质量、延长生存期的目的。

　　目前多数文献及专家共识指出，针对晚期乳腺癌曲妥珠单抗一线治疗转移性乳腺癌后 3 个月内，或在治疗 8～12 周进行首次影像学评估时进展即为曲妥珠单抗原发耐药，指南建议曲妥珠单抗原发耐药的患者遵循晚期二线抗 HER2 方案治疗。该患者一线曲妥珠单抗治疗 1 年，停药后很快出现进展，可继续使用一线抗 HER2 治疗，故继续延用联合曲妥珠单抗靶向治疗的方案，仍取得了很好的疗效，但患者依从性差，再次自行中断治疗，导致疾病再次进展。考虑患者并非曲妥珠单抗原发性耐药，故继续予以化疗联合曲妥珠单抗的方案治疗。与此同时，由于患者反复使用曲妥珠单抗治疗，耐药风险增加，故联合了吡咯替尼小分子抗 HER2 药物治疗。

　　吡咯替尼为中国自主研发的针对 HER1/HER2/HER4 的小分子不可逆酪氨酸激酶抑制剂，其与细胞内 HER2 和 EGFR 激酶区的三磷酸腺苷结合位点共价结合，阻止肿瘤细胞内 HER2 和 EGFR 的同质和异质二聚体形成，抑制其自身的磷酸化，阻断下游信号通路的激活，从而抑制肿瘤细胞生长。由中国医学科学院肿瘤医院徐兵河教授牵头完成的全国多中心 Ⅱ 期临床研究显示，吡咯替尼联合卡培他滨的 PFS 明显延长、ORR 明显提高，且不良反应可控，在此基础上，吡咯替尼获得国家药品监督管理局快速审批，于 2018 年 9 月在国内上市，用于治疗 HER2 阳性、既往未接受或接受过曲妥珠单抗的复发或转移性乳腺癌患者。随后该研究 OS 也获阳性结果，并发表于 *Journal of Clinical Oncology* 上。患者行曲妥珠单抗 + 吡咯替尼联合化疗的方案取得了明显疗效，术后继续曲妥珠单抗 + 吡咯替尼 + 白蛋白紫杉醇方案化疗中。后续随者患者病情的改变，抗 HER2 治疗药物还可选择拉帕替尼，及已在中国上市的帕妥珠单抗等。对于晚期患者，在治疗有效及患者可耐受的情况下，应鼓励患者持续治疗，避免病情不必要的反复，从而达到最佳的治疗疗效。

参考文献

1. MA F, OUYANG Q, LI W, et al. Pyrotinib or Lapatinib Combined With Capecitabine in HER2 – Positive Metastatic Breast Cancer With Prior Taxanes, Anthracyclines, and/or Trastuzumab: A Randomized, PhaseⅡ Study. J Clin Oncol, 2019, 37 (29): 2610 – 2619.

病例来源：中国医学科学院肿瘤医院

病例整理：王雪

点评专家：袁芃

037
HER2 + 晚期乳腺癌抗 HER2
小分子 TKI 治疗脑转移
获明显缓解一例

病历摘要

患者女性，47 岁，因左乳肿物半年就诊。既往体健，无慢性病史。

2017 年 4 月 11 日左乳腺癌改良根治术，术后病理：浸润性导管癌Ⅲ级，肿瘤最大径 1.5 cm，可见脉管癌栓，腋窝淋巴结 1/13，免疫组化：ER（ − ），PR（ − ），HER2 （2 + ）（FISH 扩增），Ki-67（50% ）。

诊断：左乳浸润性癌 pT1N1M0 ⅡA 期，HER2 过表达型。

2017 年 5 月至 2017 年 9 月行 AC – TH × 8 个周期，赫赛汀辅助治疗 1 年至 2018 年 5 月。

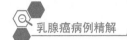
2017 年 10 月 8 日至 2017 年 11 月行化疗间期局部放疗（具体剂量不详）。

2018 年 5 月双颈部淋巴结肿大，胸部 CT 示双肺多发结节，考虑转移。DFS 为 13 个月。

2018 年 5 月行左颈部淋巴结穿刺发现低分化癌细胞，倾向腺癌。

2018 年 5 月至 2018 年 9 月 15 日一线治疗长春瑞滨 + 洛铂 + 赫赛汀×5 个周期，最佳疗效缩小的 SD，TTF 4 个月。

2018 年 10 月病情进展，脑 MR 示新发脑转移，肺部转移灶进展（图 37 - 1，图 37 - 2）。

2018 年 10 月开始二线治疗：吡咯替尼 400 mg qd po + 卡培他滨 1.5 g po bid d1 ~ d14，每 21 天重复，出现 1 度手足综合征，1 度腹泻。2 个周期评效 PR（图 37 - 1，图 37 - 2）。

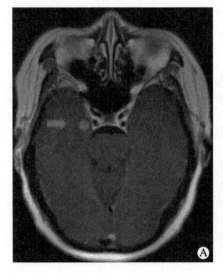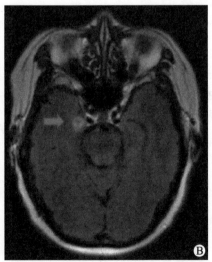

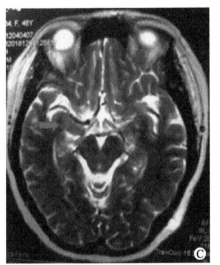
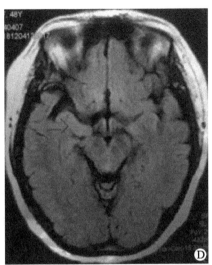

注：A、B：2018年10月22日治疗前；C、D：2018年12月4日治疗2个周期后

图37-1　患者脑MR示脑转移瘤

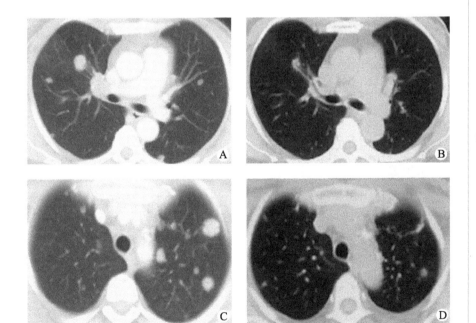

注：A、C：2018年10月22日治疗前；B、D：2018年12月4日治疗2个周期后

图37-2　患者肺部CT示肺转移瘤

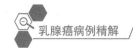

病例分析

本例患者中年女性，左乳腺癌改良根治术后，病理为 HER2 过表达型，经含蒽环和紫杉类方案辅助化疗，辅助赫赛汀治疗 1 年，整体治疗经过符合临床规范。

停用赫赛汀后复查即发现双侧颈部淋巴结及肺部出现转移。因患者复发时帕妥珠单抗在国内尚未上市，故晚期一线采用化疗联合赫赛汀治疗，5 个周期后病情进展，同时发现脑转移。

晚期二线治疗选用吡咯替尼联合化疗，2 个周期后复查示肺转移灶及脑转移灶较前明显减小，疗效评为 PR，且总体不良反应可控。

病例点评

目前多数文献及专家共识指出，曲妥珠单抗原发耐药系指曲妥珠单抗一线治疗转移性乳腺癌后 3 个月内，或在治疗 8～12 周进行首次影像学评估时进展；或者曲妥珠单抗辅助治疗后 12 个月内出现复发转移。该患者在曲妥珠辅助治疗停药后即复发，考虑为原发性耐药。根据指南推荐，曲妥珠单抗原发耐药的患者遵循晚期二线方案。目前国内可选的曲妥珠单抗以外的抗 HER2 药物为拉帕替尼和吡咯替尼。

该患者另一个特点是合并脑转移。就脑转移而言，目前主要的治疗手段为立体定向治疗、手术治疗及药物治疗，前两种方式更适合病灶少于 3 个脑部寡转移的治疗，但由于放疗对认知功能的影响，及手术有创操作后留下的后遗效应，因此以上两种方式也不易被患者所接受。小分子酪氨酸激酶抑制剂由于分子量小，更易透过血脑屏障，而成为无症状脑转移患者的选择之一。LANDSCAPE 研究证实44 例接受拉帕替尼联合卡培他滨的脑转移患者中有 29 例患者有客观的中枢神经系统反应（中枢系统客观有效率65.9%），而吡咯替尼是更优的小分子 TKI，从作用机制及临床数据上均显著优于拉帕替尼。Ⅲ期对比吡咯替尼联合卡培他滨和卡培他滨单药的研究显示，有脑转移的患者中，两组中位 PFS 分别为 6.9 个月和 4.2 个月（HR 0.32，P = 0.011），可见吡咯替尼对脑转移灶可能有效。尽管目前尚缺乏吡咯替尼治疗脑转移的前瞻性数据，但由于该患者同时存在颅内和颅外病灶进展，且颅内病灶较小，无临床症状，可以尝试先接受全身治疗，从而推迟颅内病灶局部治疗的时间。目前有小样本研究显示，T-DM1、来那替尼及妥卡替尼可能对 HER2 阳性脑转移有效，但上述药物在国内没有上市，另外也需要前瞻性对照研究加以证实，故尚未成为此类患者的标准治疗。

该患者在一线赫赛汀进展后更换吡咯替尼，脑和肺的转移灶都得到了良好的控制，整体不良反应较轻，总的生活质量较高。后续长期随访也将为进一步开展针对脑转移的含吡咯替尼的前瞻临床研究提供依据。

参考文献

1. THOMAS BACHELOT, GILLES ROMIEU, MARIO CAMPONE, et al. Lapatinib plus capecitabine in patients with previously untreated brain metastases from HER2 – positive metastatic breast cancer（LANDSCAPE）：a single – group phase 2 study. Lancet Oncol, 2013, 14（1）：64 – 71.

2. JIANG Z. Pyrotinib combined with capecitabine in women with HER2 + metastatic breast cancer previously treated with trastuzumaband taxanes：A randomized phase Ⅲ study. Presented at：ASCO Annual Meeting, 2019.

3. FABI A, ALESINI D, VALLE E, et al. T – DM1 and brain metastases: Clinical outcome in HER2 – positive metastatic breast cancer. Breast, 2018, 41: 137 – 143.

4. FREEDMAN R A, GELMAN R S, ANDERS C K, et al. TBCRC 022: A Phase II Trial of Neratinib and Capecitabine for Patients With Human Epidermal Growth Factor Receptor 2 – Positive Breast Cancer and Brain Metastases. J Clin Oncol. 2019, 37 (13): 1081 – 1089.

5. BORGES V F, FERRARIO C, AUCOIN N, et al. Tucatinib Combined With Ado – Trastuzumab Emtansinein Advanced ERBB2/HER2 – Positive Metastatic Breast Cancer: A Phase 1b Clinical Trial. JAMA Oncol, 2018, 4 (9): 1214 – 1220.

病例来源：中国医学科学院肿瘤医院

病例整理：王雪

点评专家：袁芃

038
激素受体阳性、HER2＋
晚期乳腺癌双靶联合
内分泌治疗一例

病历摘要

患者女性，37 岁，2019 年 6 月 30 日以"左乳肿物 8 个月，局部破溃 1 个月"为主诉入院。既往有肝吸虫病史，未治疗。

患者 2018 年 10 月发现左乳肿物，未予重视，2019 年 6 月左乳肿物出现破溃，2019 年 7 月外院 PET/CT 结果显示：左乳肿瘤伴局部皮肤受侵，考虑恶性；多发淋巴结肿大，伴代谢增高，考虑恶性。肺多发结节伴高代谢，考虑转移。2019 年 7 月外院穿刺活检病理：左乳浸润性癌，ER（＋，＞90% 强阳），PR（＋，10% 中－强阳），HER2（3＋），Ki-67（20%）。患者为系统诊治来院。

查体：ECOG 评分 1 分，疼痛评分 7 分。肿瘤专科情况：左乳肿物占据乳房大部分，约 10 cm×9 cm，侵犯皮肤，局部破溃，左腋窝肿大淋巴结，直径约 3 cm。

2019 年 7 月 15 日颈胸腹 CT：①左侧乳腺可见多发不规则肿物，边界不清，最大截面约 6.9 cm×3.8 cm，可见强化，部分突出于皮肤表面，左侧乳腺皮肤不规则增厚，为乳腺癌；②右侧乳腺腺体可见多发小结节，大者约 1.1 cm×0.8 cm，右侧皮肤增厚，考虑为恶性，请结合超声及临床考虑；③双侧腋窝、左侧锁骨上可见多发肿大淋巴结，大者短径 1.4 cm，为转移瘤；④双肺弥漫多发结节，大者约 2.1 cm×1.7 cm，为转移瘤。

考虑患者存在肝吸虫病合并重度贫血，化疗相对禁忌，与患者充分沟通后决定先行双靶向联合内分泌治疗，2019 年 7 月至 2019 年 11 月予以靶向联合内分泌治疗 4 个周期：帕妥珠单抗，首剂 840 mg 之后 420 mg d1；曲妥珠单抗，首剂 8 mg/kg 之后 6 mg/kg d1；氟维司群 500 mg q28d；诺雷德 3.6 mg q28d。每 2 个周期复查，疗效评价 PR（图 38 -1 ~ 图 38 -3）。

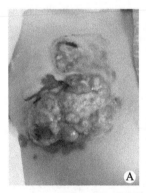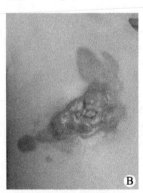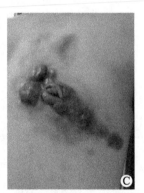

注：A：治疗前；B：2 个周期治疗后；C：4 个周期治疗后

图 38 -1　乳腺肿瘤外观

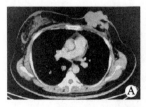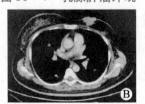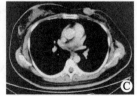

注：A：治疗前；B：2 个周期治疗后；C：4 个周期治疗后

图 38 -2　胸部 CT 示乳腺肿瘤

笔记

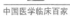
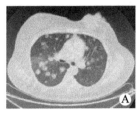
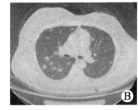
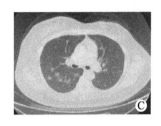

注：A：治疗前；B：2 个周期治疗后；C：4 个周期治疗后

图 38 - 3　胸部 CT 示肺转移瘤

病例分析

　　该患者为 HER2 阳性乳腺癌，根据 NCCN 指南及 CSCO 指南对于 HER2 阳性晚期乳腺癌一线治疗为帕妥珠单抗＋曲妥珠单抗＋多西他赛/紫杉醇方案化疗。但基线治疗时存在肝吸虫病（未治疗）合并中重度贫血，化疗相对禁忌。考虑患者同时存在激素受体阳性情况，对于晚期激素受体阳性患者，NCCN 指南、ABC 5 等均认为在无明显内脏危象时，一线治疗可首选内分泌治疗。患者为绝经前女性，内分泌治疗时选用卵巢抑制联合 AI 或氟维司群。综合考虑予患者行双靶联合内分泌治疗，目前该方案已达 4 个月，经两次肿瘤评估后维持 PR，且患者耐受良好，无明显不良反应，患者生活质量较有明显的提高，双靶联合内分泌治疗效果令人满意。

病例点评

　　纵观病史，该患者明确诊断为初治 Ⅳ 期激素受体阳性、HER2 阳性乳腺癌，对于此类乳腺癌患者全身综合治疗为首选方案，再全身治疗控制的情况下可请外科、放疗科会诊是否有机会对于局部乳腺癌进行治疗。CLEOPATRA 研究结果示，帕妥珠单抗联合曲妥珠单抗 + 多西他赛可以明显延长患者生存时间，经过 8 年随访其中位 PFS 达 18.7 个月（对照组为 12.4 个月，*HR* 0.69，95% *CI* 0.59 ~ 0.81）、中位 OS 为 57.1 个月（对照组为 40.8 个月，*HR* 0.69，95% *CI* 0.58 ~ 0.82），8 年 OS 率可达 37%；其 ≥3 级的不良反应主要为腹泻（P + H + D 组 9.8% *vs.* Pla + H + D 组 5.1%）和皮疹（P + H + D 组 3.7% *vs.* Pla + H + D 组 1.5%），与单药帕妥珠单抗的不良反应一致。PUFFIN 试验则进一步验证了 CLEOPATRA 试验设计在中国人群中有相似的有效性和安全性，中位 PFS 为 14.5 个月 *vs.* 12.4 个月；客观缓解率 79.0% *vs.* 69.1%。基于以上大样本 III 期临床试验的数据，双靶治疗成为目前晚期一线的标准治疗。

对于激素受体阳性、HER2 阳性乳腺癌的临床实践中，也早有国外学者进行了随机的 III 期临床试验，证实了 ER 通路联合 HER2 通路的双通路阻断的有效性和可行性。TAnDEM 研究结果告诉我们曲妥珠单抗 + 来曲唑 *vs.* 来曲唑单药可以延长 PFS（4.8 个月 *vs.* 2.4 个月，*P* = 0.0016）；同一时间发表在 *Journal of Clinical Oncology* 上的拉帕替尼联合来曲唑的研究也是阳性结果，试验组较对照组明显延长 PFS 达 4.8 个月（*P* = 0.019），ORR 在试验组达 28%，CBR 达 48%。因此，抗 HER2 靶向治疗联合内分泌治疗被写入指南。而 PERTAIN 研究是双靶联合 AI 的随机 II 期研究，也已经达到其研究终点，试验组明显延长 PFS 达 3 个月（18.89 个月 *vs.* 15.8 个月，*HR* 0.65，0.48 ~ 0.89，*P* = 0.0070）。基于以上研究，帕妥珠单抗联合曲妥珠单抗和内分泌治疗用于激素受体阳性、HER2 过表达的无内脏危象的晚期乳腺癌是一种安全有效的治疗方式，临床中可以根据患者具体情况进行临床应用。

参考文献

1. SWAIN S M, KIM S B, CORTÉS J, et al. Pertuzumab, trastuzumab, and docetaxel for HER2 – positive metastatic breast cancer（CLEOPATRA study）：overall survival results from a randomised, double – blind, placebo – controlled, phase 3 study. Lancet Oncol, 2013, 14（6）：461 – 471.

2. KAUFMAN B, MACKEY J R, CLEMENS M R, et al. Trastuzumab plus anastrozole versus anastrozole alone for the treatment of postmenopausal women with human epidermal growth factor receptor 2 – positive, hormone receptor – positive metastatic breast cancer：results from the randomized phase Ⅲ TAnDEM study. J Clin Oncol, 2009, 27（33）：5529 – 5537.

3. JOHNSTON S, PIPPEN J, PIVOT X, et al. Lapatinib combined with letrozole versus letrozole and placebo as first – line therapy for postmenopausal hormone receptor – positive metastatic breast cancer. J Clin Oncol, 2009, 27（33）：5538 – 5546.

病例来源：中国医学科学肿瘤医院

病例整理：岳健

点评专家：袁芃

039
三阴性乳腺癌术后多次
复发转移多次手术治疗后
长期生存一例

📋 病历摘要

患者女性，40岁，未绝经。2014年7月以"右乳癌术后3年，发现左乳肿物1月余"为主诉入院。既往体健，否认慢性病、传染病史，父亲因食管癌去世。

患者于2011年7月3日外院行右乳肿物局切术，术后我院病理会诊示乳腺髓样癌，ER(-)，PR(-)，HER2(-)。

2011年8月我院行右乳肿物切除术+右侧腋窝淋巴结清扫术，术后病理：乳腺髓样癌，可见小灶导管内癌，2.8 cm，LNM 0/13，ER(-)，PR(-)，HER2(-)，Ki-67（30%）。pT2N0M0 ⅡA期。

2011年9月至2011年10月8日给予放疗：95% PTV 43.5 Gy/2.9 Gy/19F 12MeV-电子线补量8.7 Gy/2.9 Gy/3f。

2011 年 10 月 25 日至 2012 年 2 月 2 日给予 6 个周期辅助化疗，方案：环磷酰胺 + 多西他赛 ×6 个周期。Ⅱ度胃肠道反应及Ⅰ度肝功能损伤。

2014 年 6 月乳腺 B 超示左侧乳腺尾叶见不规则结节，1.2 cm × 1.1 cm，考虑恶性；双侧锁骨上及腋窝未见明确肿大淋巴结。乳腺钼靶：左乳上象限见局灶结节样不对称，双侧腋窝未见肿大淋巴结。

2014 年 6 月左乳结节穿刺：乳腺浸润性癌。我院左乳肿物扩大切除 + 左侧腋窝淋巴结清扫术。病理：乳腺浸润性癌，Ⅱ级，伴大量高级别导管原位癌，1.1 cm，LNM 0/16，ER（ - ），PR（ - ），HER2（ - ），Ki-67 （40%），pT1cN0M0 ⅠA 期。

2014 年 8 月 21 日至 2014 年 12 月 16 日给予紫杉醇脂质体 + 卡铂 ×6 周期，入组 PCb 对照 EC - T 辅助治疗三阴性乳腺癌临床研究：Ⅲ度胃肠道反应，Ⅲ度白细胞下降。

2015 年 1 月左乳放疗 95% PGTVtb 60 Gy/2.4 Gy/25F，95% PTV 50 Gy/2 Gy/25f。

2017 年 5 月颈胸 CT 平扫右肺中叶新发类结节影，最大截面约 2.3 cm × 1.8 cm （图 39 -1）。腹部 B 超肝、胆、胰、脾、双肾未见明确结节及肿物。

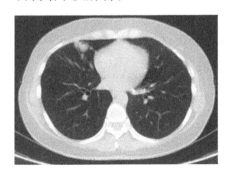
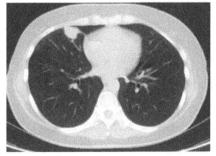

图 39 -1　胸部 CT 示肺转移瘤

2017 年 7 月胸腔镜下行右肺中叶切除术 + 肺门纵隔淋巴结清扫术，术后病理：右肺中叶组织内见分化差的癌浸润，伴坏死，首先考虑为乳腺癌转移（伴有髓样癌形态特征），肿瘤大小 2.0 cm × 1.5 cm × 1.0 cm，脏层胸膜受累，LNM 0/10，免疫组化：NapsinA（ - ），TTF1（ - ），ER（ - ），PR（ - ），HER2（ - ），CK5/6（ - ），GATA3（ - ），Ki-67（70%）。

2017 年 7 月 20 日行表柔比星 + 卡铂×1 个周期。

2017 年 8 月头痛，言语不利、右侧肢体乏力、行走不稳。脑 MR（图 39 - 2，图 39 - 3）左额叶转移瘤伴水肿，警惕脑镰下疝，右侧小脑结节考虑转移。

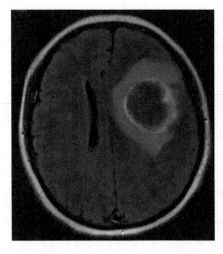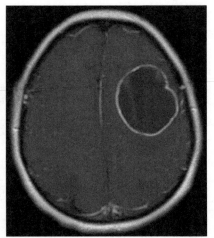

图 39 - 2　患者脑 MR 示额叶转移瘤

2017 年 8 月经 MDT 查房，放疗专业考虑"脑转移瘤为囊性，周围水肿明显，且患者颅高压症状明显，放疗效果不佳"，未予放疗。

2017 年 8 月 18 日我院行左侧额叶肿物切除术，术后病理：脑组织中见分化差的癌浸润，结合临床，考虑为乳腺癌转移，ER（ - ），PR（ - ），HER2（ - ），GATA3（ - ）。

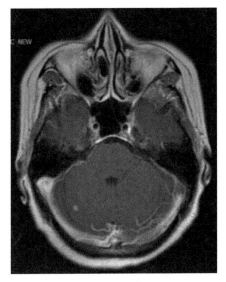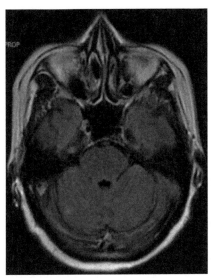

图 39 - 3 患者脑 MR 示小脑转移瘤

2017 年 9 月小脑病灶 SRT 治疗，6MV-X 线，SRT 90% PTV 24 Gy/12 Gy/2f 额叶术后瘤床区，6MV-X 线，IMRT 95% PGTVtb 60 Gy/2 Gy/30f/42 d。

2017 年 9 月肺转移灶基因检测：*BRCA2 - STARD13* 基因重排（*BRCA* 基因的第 1 外显子至第 21 外显子与 *STARD 13* 基因第 1 外显子至第 7 外显子发生重排）→BRCA2 蛋白 C 末端结构域缺失→可能性致病突变。

于 2017 年 9 月至 2019 年 5 月给予奥拉帕尼治疗中。

2018 年 1 月 24 日至 2019 年 12 月（末次随访），定期复查疾病稳定。

本病例患者治疗过程总结（图 39 - 4）如下。

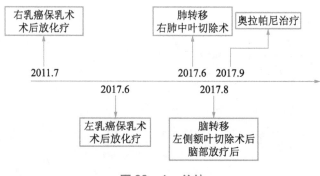

图 39 - 4 总结

病例分析

患者患异时性双侧乳腺癌，分别于 2011 年 7 月及 2014 年 6 月行手术治疗，术后予以化放疗，之后 2017 年 6 月及 2017 年 8 月分别发现肺转移及脑转移，均手术切除转移灶，患者后续行基因检测发现 *BRCA2* 基因重排，自 2017 年 9 月开始口服奥拉帕尼靶向药物治疗，至今疾病控制稳定。该患者从 2011 年 7 月确诊三阴性乳腺癌至今长期生存，充分体现了个体化精准治疗在现阶段乳腺癌中的重要性。

病例点评

本例患者为三阴性乳腺癌，6 年间共行 4 次手术治疗，最后一次转移为脑转移（左额叶及右侧小脑），且伴明显颅高压症状，手术治疗后患者症状基本消失。目前乳腺癌脑转移占脑转移的 10% ~ 15%，仅次于肺癌患者。有报道，乳腺癌尸检脑转移的发生率可以达到 36%。不同乳腺癌脑转移发生率有所不同。脑转移患者中，激素受体阳性患者约占 10%，HER2 阳性乳腺癌发生率为 30% ~ 55%，三阴性乳腺癌发生率为 25%~46%。近 80% 的脑转移发生部位在大脑，其次是小脑，脑干部位最少。

本例患者 4 次术后病理均提示为三阴性乳腺癌，已行紫杉类、蒽环类、环磷酰胺及铂类药等多种化疗药物治疗，由于三阴性乳腺癌无内分泌治疗及靶向药物治疗指征，故予以行 BRCA 基因检测，发现 BRCA2 - STARD13 基因重排。故脑转移术后开始口服奥拉帕尼，至今共 21 个月，疾病稳定。

BRCA1 和 BRCA2 的突变导致癌症风险的高度增加，主要是乳腺癌和卵巢癌。研究显示，大多数变异是点突变或 Sanger 测序可检测到的小插入/删除，而大型基因组重排，包括多个外显子的缺失/复制，不能通过 Sanger 测序常规检测到，所以 BRCA1 和 BRCA2 中有很大比例的致病变异将被遗漏。本例患者检测到 BRCA2 - STARD13 基因重排，其治疗手段虽无充足的循证医学依据，但既往研究显示，其临床意义与 Sanger 测序检测到的 BRCA1/BRCA2 突变不尽相同。

在 OlympiAD 研究中，针对将 HER2 阴性、gBRCA1/BRCA2 突变的转移性乳腺癌患者（n = 302），随机分配至奥拉帕尼组或 TPC 组（卡培他滨/长春瑞滨/艾瑞布林）奥拉帕尼组的客观反应率是 TPC 组的 2 倍（59.9% vs. 28.8%）。奥拉帕尼组中有 9% 的患者获得完全缓解，而 TPC 组只有 1.5%。奥拉帕尼组患者的靶病灶大小的基线中位数最佳百分比变化为 - 45.1%（- 100%~ + 77%），TPC 组为 - 14.8%（- 100%~ + 89%）。奥拉帕尼相较于化疗将 PFS 从 4.2 个月延长至 7.0 个月，显著降低 42% 疾病进展风险。同时奥拉帕尼耐受性良好。基于 OlympiAD 试验初步结果，2018 年 1 月，FDA 批准奥拉帕尼作为治疗既往化疗后 HER2 阴性，gBRCA1/BRCA2 突变的转移性乳腺癌的患者。目前奥拉帕尼用于早期乳腺癌的术

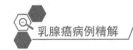
后辅助治疗的研究（NCT02032823）正在进行中，我们期待能获得更好的研究结果。

参考文献

1. MCVEIGH T P, CODY N, CARROLL C, et al. Recurrent large genomic rearrangements in BRCA1 and BRCA2 in an Irish case series. Cancer Genet, 2017, 214 – 215：1 – 8.

2. ROBSON M, IM S A, SENKUS E, et al. Olaparib for Metastatic Breast Cancer in Patients with a Germline BRCA Mutation. N Engl J Med, 2017, 377 （6）：523 – 533.

病例来源：中国医学科学院肿瘤医院

病例整理：王雪

点评专家：袁芃

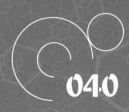

040

HER2＋晚期乳腺癌双靶联合化疗后获明显缓解一例

病历摘要

患者女性，62岁，已绝经。2018年7月以"左乳癌术后3年，发现双肺转移及骨转移2周"为主诉入院。既往乙肝病史，胆囊切除术后，颈椎病病史，否认其他慢性病、传染病史，无家族史。

2015年8月19日患者因左乳肿物，于外院行"左乳癌改良根治术"，术后病理：（左乳）浸润性导管癌Ⅱ级，大小约2.5 cm×1.5 cm。上、下、内、外及基底切缘阴性。腋窝淋巴结未见转移癌（0/13），Ⅱ组淋巴结未见转移癌（0/1）。免疫组化：AR（-），ER（-），PR（-），HER2（3＋），Ki-67（25%＋），EGFR（＋），PS-2（-），PNCA（＋），Bcl-2（-），P120膜（＋），E-cadherin

（＋）。HER2 FISH 检测阳性（扩增）。术后患者未行化疗及靶向治疗。

2018 年 7 月 17 日当地医院查 PET/CT 双肺多发转移瘤，胸骨柄转移，双锁骨区淋巴结转移。

2018 年 7 月外院行右肺上叶穿刺可见少许腺癌组织，免疫组化结果提示来源于乳腺。免疫组化：AC1/AE3（＋），Vimentin（－），CK7（＋），TTF-1（－），NapsinA（－），ER（弱阳性，约 40%＋），PR（－），AR（中等强度，约 80%＋），HER2（3＋），E-cadherin（＋），P120（胞膜＋），CATA-3（＋），GCDFP-15（部分＋），Mammaglobin（部分＋），P63（－），Ki-67（约 40%＋）。

2018 年 7 月左胸骨柄穿刺：可见少许游离的异型细胞，结合免疫组化，符合腺癌，提示来源于乳腺。免疫组化：ER（弱阳性，约 10%＋），PR（－），AR（中等强度，约 60%＋），HER2（3＋），Ki-67（约 60%＋），E-cadherin（＋），P120（胞膜＋），CATA-3（＋），GCDFP-15（部分＋），Mammaglobin（部分＋），P63（－）。

2018 年 7 月 26 日于当地医院行 1 次化疗（多柔比星脂质体 40 mg＋环磷酰胺 0.8 g）。

2018 年 8 月至 2018 年 11 月在我院进行治疗，方案调整为：帕妥珠单抗首剂 840 mg 之后 420 mg d1＋曲妥珠单抗首剂 8 mg/kg 之后 6 mg/kg d1＋紫杉醇脂质体 270 mg d2＋卡铂 550 mg d3，q21d×6 周期，同时每 3 周唑来膦酸治疗。治疗前 CT（图 40-1）与治疗后 CT（图 40-2）比较，疗效评价 PR。

2018 年 12 月至 2019 年 12 月患者行帕妥珠单抗＋曲妥珠单抗＋依西美坦方案治疗，每月按时唑来膦酸治疗。评价 SD。

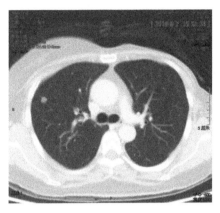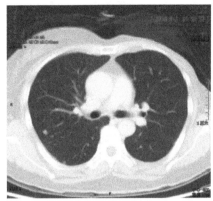

图 40 - 1　化疗前肺转移（2018 年 8 月 2 日）

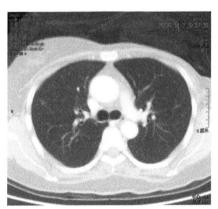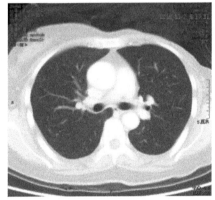

图 40 - 2　6 个周期化疗联合双靶治疗后
（2018 年 11 月 7 日）

病例分析

　　患者 2015 年 8 月初诊时行手术治疗，术后病理提示 HR 阴性 HER2 阳性乳腺癌，分期 pT2N0M0，但术后未行任何治疗。2018 年 7 月发现肺转移及骨转移，DFS 为 35 个月，肺转移灶及骨转移灶活检结果考虑乳腺癌转移，HR 弱阳性 HER2 阳性。一线治疗予以帕妥珠单抗 + 曲妥珠单抗 + 化疗方案治疗 6 个周期，影像学评价接近

笔记

CR，之后方案调整为双靶联合内分泌药物治疗，定期复查，疾病控制稳定，一线治疗至今 PFS 超过 1 年。患者术后未行赫赛汀辅助治疗，但复发转移后抗 HER2 治疗贯穿全程，仍获得较好治疗效果，最佳疗效接近 CR，验证了抗 HER2 治疗仍为 HER2 阳性乳腺癌主要治疗手段。患者原发灶及转移灶病理类型可能有不同，治疗方案也略有差异，因此在肿瘤复发转移后仍建议再次活检明确分子分型。

🏥 病例点评

HER2 阳性乳腺癌具有侵袭性强、易复发及预后差的特点，故 HER2 阳性乳腺癌的治疗逐步受到重视，既往研究均显示曲妥珠单抗为晚期乳腺癌抗 HER2 治疗的"金标准"，但抗 HER2 单抗治疗仍存在耐药及易复发等问题，有研究显示，一线曲妥珠单抗单独应用对 74% 的 HER2 阳性转移性乳腺癌患者无效，这可能与未完全阻断 HER2 信号通路密切相关。为了进一步改善预后，多种抗 HER2 靶向药物联合或序贯使用已成为新的治疗手段，并应用于临床。

患者 2015 年 8 月外院术后病理提示 HER2 阳性、HR 阴性，但术后未行辅助化疗及靶向治疗，这可能为 2018 年 7 月复发转移的主要原因之一，患者于我院就诊时为晚期转移性 HER2 阳性乳腺癌，根据指南予以一线化疗联合抗 HER2 治疗。患者接受了帕妥珠单抗＋曲妥珠单抗的双靶抗 HER2 治疗，同时联合紫杉醇及卡铂方案化疗，耐受性可，从接受治疗至今已 10 个月，肿瘤持续 PR。CLEOPATRA 研究显示，纳入的 806 例转移性乳腺癌患者，先前均未接受化疗或抗 HER2 治疗，随机分为两组，分别接受帕妥珠单

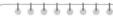

抗＋曲妥珠单抗＋多西他赛治疗和安慰剂＋曲妥珠单抗＋多西他赛治疗，结果显示加入帕妥珠单抗患者的 PFS 为 18.7 个月，明显高于安慰剂组患者的 12.4 个月（$P < 0.0001$）。双靶向组患者中位 OS 为 56.6 个月，安慰剂组的中位 OS 则为 40.8 个月，其差异具有统计学意义，该研究奠定了帕妥珠单抗＋曲妥珠单抗联合化疗用于转移性乳腺癌一线治疗的地位。

该患者 6 个周期化疗联合靶向治疗后，因胃肠道反应不能耐受，拒绝继续化疗，该患者右肺上叶转移瘤及胸骨转移瘤病理均提示 ER 弱阳性，既往研究显示，HER2 阳性/HR 阳性乳腺癌患者约占总体人群 10%。目前针对该类型晚期乳腺癌的治疗方案尚无统一标准，更强调个体化治疗，故该患者治疗方案调整为双靶联合 AI 内分泌治疗。PERTAIN 研究显示，HER2 阳性及 HR 阳性的晚期转移性乳腺癌患者，随机分为帕妥珠单抗＋曲妥珠单抗＋AI 组及曲妥珠单抗＋AI 组，结果显示两组中位 PFS 分别为 18.89 个月及 15.80 个月（$P = 0.007$），该研究目前仍在进行中，也是首个评估绝经后 HER2 阳性及 HR 阳性转移性乳腺癌患者中一线应用双靶联合内分泌治疗疗效的研究，这将为该类患者提供一种新的治疗选择。该患者目前帕妥珠单抗＋曲妥珠单抗＋依西美坦治疗中，疾病控制稳定。患者初次乳腺癌手术及复发转移瘤的术后病理提示，激素受体结果不同，这也提示我们肿瘤复发转移后再次取病理明确分子分型的必要性。

参考文献

1. SWAIN S M, KIM S B, CORTÉS J, et al. Pertuzumab, trastuzumab, and docetaxel for HER2 – positive metastatic breast cancer（CLEOPATRA study）: overall survival results from a randomised, double – blind, placebo – controlled, phase 3 study. Lancet

Oncol, 2013, 14（6）: 461 - 471.

2. SWAIN S M, BASELGA J, KIM S B, et al. Pertuzumab, trastuzumab, anddocetaxelin HER2 - positive metastatic breast cancer. N Engl J Med, 2015, 372（8）: 724 - 734.

3. RIMAWI M, FERRERO J M, DE LA HABA - RODRIGUEZ J, et al. First - Line Trastuzumab Plus an Aromatase Inhibitor, With or Without Pertuzumab, in Human Epidermal Growth Factor Receptor 2 - Positive and Hormone Receptor - Positive Metastatic or Locally Advanced Breast Cancer（PERTAIN）: A Randomized, Open - Label Phase Ⅱ Trial. J Clin Oncol, 2018, 36（28）: 2826 - 2835.

病例来源：中国医学科学院肿瘤医院

病例整理：王雪

点评专家：袁芃